A Prática do Serviço Social na Atenção à Pessoa Idosa

CB077743

Thieme Revinter

A Prática do Serviço Social na Atenção à Pessoa Idosa

Maria Angélica Sanchez
Assistente Social
Especialização em Planejamento e Saúde do Idoso pela Escola Nacional de Saúde Pública (ENSP/FIOCRUZ)
Especialista em Gerontologia pela Sociedade Brasileira de Geriatria e Gerontologia (SBGG)
Doutora em Ciências pela Faculdade de Ciências Médicas da Universidade do Estado do Rio de Janeiro (FCM/UERJ)
Laboratório de Pesquisa em Envelhecimento Humano - Geronlab/UERJ

Thieme
Rio de Janeiro • Stuttgart • New York • Delhi

Dados Internacionais de Catalogação na Publicação (CIP)

SA211p

Sanchez, Maria Angélica

A Prática do Serviço Social na Atenção à Pessoa Idosa/Maria Angélica Sanchez. – 1. Ed. – Rio de Janeiro – RJ: Thieme Revinter Publicações, 2018.

114 p.: 14 x 21 cm

Inclui Índice Remissivo e Referências Bibliográficas

ISBN 978-85-5465-017-9

1. Serviço Social. 2. Prática. I. Título.

CDD: 362.6042
CDU: 316-053.9

Contato com a autora:
asanchezrj@gmail.com

Nota: O conhecimento médico está em constante evolução. À medida que a pesquisa e a experiência clínica ampliam o nosso saber, pode ser necessário alterar os métodos de tratamento e medicação. Os autores e editores deste material consultaram fontes tidas como confiáveis, a fim de fornecer informações completas e de acordo com os padrões aceitos no momento da publicação. No entanto, em vista da possibilidade de erro humano por parte dos autores, dos editores ou da casa editorial que traz à luz este trabalho, ou ainda de alterações no conhecimento médico, nem os autores, nem os editores, nem a casa editorial, nem qualquer outra parte que se tenha envolvido na elaboração deste material garantem que as informações aqui contidas sejam totalmente precisas ou completas; tampouco se responsabilizam por quaisquer erros ou omissões ou pelos resultados obtidos em consequência do uso de tais informações. É aconselhável que os leitores confirmem em outras fontes as informações aqui contidas. Sugere-se, por exemplo, que verifiquem a bula de cada medicamento que pretendam administrar, a fim de certificar-se de que as informações contidas nesta publicação são precisas e de que não houve mudanças na dose recomendada ou nas contraindicações. Esta recomendação é especialmente importante no caso de medicamentos novos ou pouco utilizados. Alguns dos nomes de produtos, patentes e *design* a que nos referimos neste livro são, na verdade, marcas registradas ou nomes protegidos pela legislação referente à propriedade intelectual, ainda que nem sempre o texto faça menção específica a esse fato. Portanto, a ocorrência de um nome sem a designação de sua propriedade não deve ser interpretada como uma indicação, por parte da editora, de que ele se encontra em domínio público.

© 2018 Thieme Revinter Publicações Ltda.
Rua do Matoso, 170, Tijuca
20270-135, Rio de Janeiro – RJ, Brasil
http://www.ThiemeRevinter.com.br

Thieme Medical Publishers
http://www.thieme.com
Capa: Thieme Revinter Publicações
Ilustração de capa: ©AdobeStock/hecke71

Impresso no Brasil por Zit Gráfica e Editora Ltda.
5 4 3 2 1
ISBN 978-85-5465-017-9

Todos os direitos reservados. Nenhuma parte desta publicação poderá ser reproduzida ou transmitida por nenhum meio, impresso, eletrônico ou mecânico, incluindo fotocópia, gravação ou qualquer outro tipo de sistema de armazenamento e transmissão de informação, sem prévia autorização por escrito.

Apresentação

A discussão sobre o processo de envelhecimento amplia-se e torna-se essencial para a boa prática nos espaços institucionais. Apesar das grandes conquistas, há uma grande variedade de ações que necessitam ser implementadas de modo a garantir direitos ao sujeito que envelhece.

Frente a tantas adversidades, o profissional do serviço social tem sido bastante requisitado para atender às questões emergentes que demandam resolubilidade. O envelhecimento, em um país em franco processo de desigualdades sociais, esbarra em grandes desafios a serem enfrentados. O conteúdo desta obra objetiva, em poucas palavras, mostrar alguns cenários de atenção à população idosa que se encontra em condição de vulnerabilidade, levando ao leitor impressões sobre a prática nestes espaços.

O livro foi dividido em três seções. A primeira traz para a reflexão a velhice como expressão da questão social e faz uma passagem pelo histórico das políticas públicas, contextualizando seu processo de construção. A segunda se destina a discutir o cenário de dois espaços altamente utilizados pela população idosa: uma instituição de longa permanência e um instituto de oncologia, cujas ações contraditórias ferem a dignidade do sujeito que envelhece; e a terceira seção aborda a prática na área social, na área jurídica e na área de saúde. A intenção é situar o leitor em ações que são desenvolvidas por assistentes sociais na rotina diária dos espaços institucionais.

O Assistente Social é um ator de extrema importância para o cidadão que envelhece. A ação desse profissional é totalmente sustentada pela legislação destinada a este segmento etário. Seu papel preponderante é buscar a viabilização das políticas públicas, estimulando o protagonismo social dos idosos e seus familiares no que tange ao exercício dos direitos a eles destinados.

Boa Leitura!

Maria Angélica Sanchez

Prefácio

Sinto-me imensamente honrada com o convite para escrever o prefácio do livro "A prática do Serviço Social na atenção à pessoa idosa".

A prática interpelada pelo cenário brasileiro das demandas da velhice no âmbito das políticas de saúde e assistência social desvela, desta maneira, a importância do Serviço Social em uma dimensão ético-política, aplicada didaticamente, e conduzida para alcançar o processo de emancipação social.

A obra vem compor à velhice contemporânea, o desafio do resgate à cidadania e à dignidade, instrumentalizando a sociedade para os sistemas de proteção e segurança social. À vista disto, contribui para a construção do envelhecimento ativo e bem-sucedido – autônomo e independente – distanciando-se do reducionismo e desenvolvendo o reconhecimento, o respeito e a garantia dos direitos sociais da pessoa idosa.

Defronta-se, no decorrer da leitura, com a interlocução entre os capítulos em uma construção de possibilidades de intervenções cuidadosamente alinhadas, em coletânea de textos elevadamente produzidos e fundamentados cientificamente!

Apresenta-se o Serviço Social – em paralelo ao aumento da expectativa de vida – vislumbrando transformação social, com maestria e sensibilidade, rumo à velhice com qualidade de vida e de morte.

Parabéns aos participantes desta edificação!

Uma composição primorosa!

Márli de Borborema Neves
Presidente do Departamento de Gerontologia
da SBGG-RJ Biênio 2016-2018

Colaboradores

ADRIANA LUCENA GIANNOUTSOS
Assistente Social
Especialização em Saúde do Idoso e Gerontologia pela Universidade Cândido Mendes (UCAM)
Subsecretaria de Políticas para o Idoso da Secretaria Municipal de Assistência Social e Direitos Humanos

ANA KELI LOURENÇO DA ROCHA
Assistente Social
Especialização em Serviço Social e Saúde pela Faculdade de Serviço Social da Universidade do Estado do Rio de Janeiro (FSS/UERJ)
Especialização em Gênero e Sexualidade pelo Instituto de Medicina Social da UERJ (IMS/UERJ)
Secretaria Municipal de Assistência Social – Serviço de Convivência e Fortalecimento de Vínculos (SCFV), RJ

ANDREIA CRISTINA ALVES PEQUENO
Assistente Social
Especialização em Geriatria e Gerontologia pela Universidade do Estado do Rio de Janeiro (UERJ)
Mestrado em Serviço Social pela UERJ
Tribunal de Justiça do Estado do Rio de Janeiro

HEXCILANY SANTIAGO
Assistente Social
Especialização em Gerontologia Interdisciplinar pela Universidade Veiga de Almeida (UVA)
Subsecretaria de Políticas para o Idoso da Secretaria Municipal de Assistência Social e Direitos Humanos

KASSIA DE OLIVEIRA MARTINS SIQUEIRA
Assistente Social
Doutora em Políticas Públicas e Formação Humana pela Universidade do Estado do Rio de Janeiro (UERJ)

LUCIANA DA SILVA ALCÂNTARA
Assistente Social
Doutoranda em Serviço Social no Programa de Pós-Graduação da Universidade do Estado do Rio de Janeiro (PPGSS/UERJ)
Instituto Nacional do Câncer (INCA)

LUCIANA RODRIGUES GONÇALVES
Assistente Social
Especialização em Oncologia pelo Instituto Nacional do Câncer (INCA)
Mestranda em Serviço Social pela Universidade do Estado do Rio de Janeiro (UERJ)

MARIA ANGÉLICA SANCHEZ
Assistente Social
Especialização em Planejamento e Saúde do Idoso pela Escola Nacional de Saúde Pública (ENSP/FIOCRUZ)
Especialista em Gerontologia pela Sociedade Brasileira de Geriatria e Gerontologia (SBGG)
Doutora em Ciências pela Faculdade de Ciências Médicas da Universidade do Estado do Rio de Janeiro (FCM/UERJ)
Laboratório de Pesquisa em Envelhecimento Humano – Geronlab/UERJ

PRISCILLA BEZERRA DA SILVA DOS SANTOS MAIA
Assistente Social
Especialização em Oncologia pelo Instituto Nacional do Câncer (INCA)
Mestranda em Serviço Social na Universidade do Estado do Rio de Janeiro (UERJ)

SARA NIGRI GOLDMAN
Assistente Social
Doutora em Serviço Social pela Pontifícia Universidade Católica de São Paulo (PUC-SP)
Professora Associada Aposentada da Faculdade de Serviço Social da Universidade Federal do Rio de Janeiro (FSS/UFRJ)

SANDRA HELENA LIMA POLLO
Assistente Social
Especialização em Geriatria e Gerontologia pela Universidade do Estado do Rio de Janeiro (UERJ)
Subsecretaria de Políticas para o Idoso na Secretaria Municipal de Assistência Social e Direitos Humanos

SANDRA RABELLO FRIAS
Assistente Social
Especialista em Gerontologia pela Sociedade Brasileira de Geriatria e Gerontologia (SBGG)
Universidade Aberta da Terceira Idade na Universidade do Estado do Rio de Janeiro (UERJ)

Sumário

PARTE III
Prática do Serviço Social nos Espaços Institucionais

Introdução

Ação Profissional do Assistente Social: Áreas de Atuação e Desafios

Sara Nigri Goldman

O atendimento à população idosa teve relevância desde os primórdios do Serviço Social. O caráter caritativo e assistencialista de proteção aos idosos fragilizados – quer seja por questões socioeconômicas ou por abandono dos familiares – foi se modificando no decorrer de sua história. Os assistentes sociais, comprometidos com as causas sociais, assumem-se como agentes políticos de transformação social, ultrapassam a execução das políticas sociais e aliam-se aos movimentos socais dos usuários na construção de um projeto que lhes garanta o usufruto da cidadania.

Cabe registrar que os assistentes sociais devem ser solidários na luta, sem serem os protagonistas das lutas dos idosos, evitando a tutela e a ocupação do espaço político dos sujeitos idosos.

O assistente social deve atuar, sempre que possível, com os demais profissionais, em uma ação interdisciplinar que congregue esforços no seu fazer cotidiano e na aliança de parceiros para a consolidação dos direitos dos idosos, principalmente os da seguridade social: saúde, previdência e assistência social. São importantes, também, ações profissionais na esfera da educação, não para os idosos, mas para todas as gerações, para que aprendam a conhecer e a respeitar, para que estabeleçam laços sociais de intercâmbio intergeracionais e para que se preparem para a velhice.

O campo profissional de atendimento à população idosa é bastante amplo com tendências de ascensão a curto, médio e longo prazos, em virtude do aumento demográfico e das demandas crescentes de produtos e de serviços. Aqui se destacam algumas, a título de exemplo, deixando claro que há áreas e subáreas que emergem de acordo com a realidade social e histórica.

Na área da Saúde: em hospitais, da rede pública e privada; nas unidades de saúde; em instituições de longa permanência; nas campanhas comunitárias de vacinação; na prevenção de doenças; na prevenção de quedas; no acompanhamento domiciliar; na informação junto à família; na formulação de políticas de saúde; na orientação, assessoria e consultoria dos movimentos dos usuários de saúde, que contemplem as demandas dos idosos, não de forma exclusiva, e outras atividades.

Na área da Previdência Social: nos postos da Previdência Social, orientando e viabilizando o usufruto dos direitos previdenciários; em todos os locais de atendimento aos idosos, esclarecendo direitos e informando aos usuários a respeito dos benefícios da Previdência; nas campanhas comunitárias de esclarecimento; na formulação da política previdenciária; na orientação, assessoria e consultoria dos movimentos dos aposentados e pensionistas e outras atividades.

Na área da Assistência Social: nas repartições públicas de todas as esferas, nas instituições estatais, nas organizações sociais privadas, nas comunidades, em todos os espaços que congregam idosos e seus familiares para orientação e prestação de serviços. Participar da formulação de políticas da área, da assessoria, consultoria e orientação aos movimentos dos usuários da Assistência Social, dos Conselhos da Assistência em todos os âmbitos, além de outras atividades.

Na área da Educação: nos espaços educativos destinados aos idosos, como as universidades para a terceira idade, as escolas para idosos, os grupos de convivência, os centros-dia, as entidades de cultura e lazer, as associações de moradores de bairros e das comunidades, as associações de aposentados e pensionistas, para compartilhar das equipes interprofissionais de experiências de educação social e política, que envolvam e preparem os idosos para o exercício pleno da cidadania enquanto sujeitos. Campanhas educativas em todas as áreas da seguridade social, além das voltadas para as barreiras arquitetônicas, para os transportes, para a inserção nos espaços sociopolíticos, fóruns, conselhos e associações de idosos, aposentados e pensionistas.

Há que se pensar, também, em programas educativos intergeracionais que possibilitem a construção de uma sociedade pautada na solidariedade entre as gerações para diminuir o preconceito que os jovens têm dos idosos e vice-versa.

Na área de atuação jurídica: os assistentes sociais têm campo profissional fértil tanto no atendimento aos usuários quanto em assessorias, consultorias e gestão nas delegacias, nas demais instituições policiais e prisionais, na Defensoria Pública, no Ministério Público, nos Juizados, nos demais campos jurídicos e nos Conselhos de Direito dos Idosos nos níveis municipal, estadual e federal. Sua atuação se refere ao atendimento aos idosos e seus familiares para orientação e garantia de direitos no que tange aos aspectos jurídicos e sociais. Podem e devem participar da formulação de políticas da área, oferecendo assessoria, consultoria e orientação para que os direitos sociais e jurídicos dos idosos sejam respeitados, além de outras atividades.

A amplitude de ação do Serviço Social em programas dirigidos aos idosos é inquestionável. Há que se atentar para as demandas que emergirão, certamente, no transcorrer da história. Mas, com certeza, o Serviço Social terá espaço de participação em todas elas, e nossa expectativa é que sua atuação seja comprometida com a cidadania dos idosos, seja competente e crítica, rumo a um mundo em que a Justiça Social se faça presente não só para os idosos, mas para toda a sociedade brasileira.

Parte I Contextualização do Processo do Envelhecimento: Seguindo com as Demandas Emergentes

"As verdadeiras políticas públicas são aquelas que são duradouras e direcionadas para a melhor qualidade de vida de um grupo esquecido pelo tempo."

Ricardo Vianna Barradas

CAPÍTULO 1

Velhice como Expressão da Questão Social

Maria Angélica Sanchez ▪ *Ana Keli Lourenço da Rocha*

Já não constitui uma novidade o fato de que o Brasil está passando por um processo de envelhecimento populacional, que vem ocorrendo a passos largos, e isto se deve, essencialmente, ao aumento da expectativa de vida, processo este que o país vem experimentando desde 1950.

No entanto, à medida que os anos passam torna-se mais fácil a visualização deste processo. Projeções indicam que, em 2050, 22% da população global será composta por pessoas idosas. Isto se explica, em parte, pelo fenômeno da baixa taxa de fecundidade vivenciada após a década de 1960, época em que as mulheres tinham em média seis filhos, ao passo que, em 2010, essa média caiu para dois filhos. Entretanto, mais importante do que a baixa da taxa de fecundidade é o aumento da taxa de longevidade. As pessoas estão vivendo bem mais nos dias de hoje do que nas décadas passadas.

É possível constatar que, no Brasil, o processo de envelhecimento populacional não constitui um fenômeno homogêneo. Não se pode perder de vista que este processo é atravessado por uma dimensão de classe social; pela experiência de cada cidadão nesta fase da vida. Para alguns, tal período é constituído pelo envelhecimento físico sem limitações e, para outros, pode significar uma fase marcada por perdas funcionais e cognitivas, ocasionadas por patologias, síndromes geriátricas, que levam à fragilização desses idosos; porém, as doenças crônico-degenerativas não transmissíveis vão, aos poucos, ocupando o lugar das doenças infectocontagiosas, que eram responsáveis pela alta prevalência de óbitos nas décadas anteriores. As doenças do cérebro e cardiovasculares são hoje as principais causas de mortalidade entre a população com mais de 60 anos.

Este fenômeno deve-se, ainda, às importantes mudanças nos padrões de vida da população observados a partir da metade da década de 1950. Ainda que de forma desigual, a população começou a ter acesso às novas tecnologias médicas, como os procedimentos diagnósticos e tratamentos de muitas doenças e as campanhas de vacinação para a prevenção de doenças que, em anos anteriores, levavam muitas pessoas ao óbito. A melhoria das condições de vida, a melhoria de moradia e o saneamento básico, sem dúvida, foram fatores que contribuíram sobremaneira para uma evolução mais saudável. Além disso, o investimento em educação e socialização da informação permitiu maior entendimento sobre saúde.

Em apenas um século, a expectativa de vida do brasileiro aumentou consideravelmente, chegando a ser, hoje, mais que o dobro da expectativa do início do século XIX. Em 1900, o brasileiro vivia em média 33 anos e 7 meses; já, no ano 2000, o número de anos de vida do brasileiro subiu para 68 anos e 5 meses. Outro aspecto relevante em relação à população idosa é que a maioria é do sexo feminino, ocorrendo uma feminização do envelhecimento. "No Brasil, desde 1950, as mulheres têm maior esperança de vida ao nascer..." (PNSI – Política Nacional de Saúde do Idoso - Portaria n. 8.842. p. 2). Importante ressaltar que o número de indivíduos a partir de 60 anos no total da população aumentou de 9,8%, em 2005 para 14,3% em 2015 (IBGE, 2016).

Segundo o último censo do IBGE, cerca de 55% da população envelhecida é formada por mulheres. Nesta parcela da população, a expectativa de vida é maior, provavelmente, por se cuidarem mais ao longo da vida. No entanto, as mulheres constituem-se em grupos mais dependentes de cuidado, visto que ficam com a saúde mais debilitada antes da morte. Por viverem mais que os homens, consequentemente, a probabilidade de ficarem viúvas é maior (Camaro & Kanso, 2016).

Este fenômeno pode ser explicado pelas condições adversas. Homens jovens morrem mais por causas violentas e acidentes de trânsito. Outro agravante no fenômeno da feminização do envelhecimento se concentra nas condições socioeconômicas. Em geral, as condições econômicas destas mulheres são desvantajosas: vivem com aposentadoria ou pensões de baixo valor. É importante destacar que no ano de 2013 cerca de 18% das mulheres idosas residiam sozinhas e 13% residiam na casa de outros parentes. Dentre as idosos, um percentual considerável, cerca de 57%, residiam em Instituições de Longa Permanência. (Camaro & Kanso, 2016).

Estas mudanças têm mostrado um momento diferente de qualquer outra época da história. Observa-se um aumento expressivo da população envelhecida contrapondo com a redução da população. Isto impacta seriamente na economia, visto que a força de trabalho está em franco processo de diminuição, levando, consequentemente, à diminuição da contribuição para a seguridade social. No que tange às relações familiares, observa-se cada vez mais o crescimento vertical, ou seja, componentes de várias gerações em uma mesma família, em detrimento do crescimento horizontal, no qual os componentes eram da mesma geração, o que corrobora, em muitos casos, os conflitos geracionais no interior dos núcleos familiares.

Ainda no rol das mudanças apresentadas neste novo cenário, observa-se que a família passa também por transformações importantes. O número de divórcios aumenta cada vez mais, assim como os novos arranjos familiares que surgem com número crescente de recasamentos. Em 2010, o IBGE já apontava que 18,3% das uniões no Brasil foram de recasamentos. Outro fenômeno observado é a volta dos filhos à casa dos pais após uma separação, até que a vida seja refeita. Este retorno pode gerar situações conflituosas, visto que há uma alteração no ritmo de vida dos idosos, influenciando sua privacidade e estilo de vida. Em meio a esse conjunto de mudanças, os idosos vêm se constituindo como chefes de família, arcando com despesas à custa de seus benefícios previdenciários. Segundo dados do IBGE, cerca de 17 milhões de famílias no Brasil têm o idoso como provedor do sustento, o que equivale dizer que 25% dos lares são sustentados por uma pessoa com mais de 60 anos.

Este assunto, apesar da forma tímida, está entrando na pauta de discussão dos gestores e vem sendo alvo de pesquisas de muitos estudiosos no Brasil. Estas questões constituem-se como cruciais, até porque, apesar da sinalização de que há anos o Brasil estava envelhecendo a passos largos, não houve o investimento que deveria ter ocorrido. Em função disso, não nos encontramos preparados para atender a esta demanda crescente. As repercussões sociais são tamanhas. O Brasil é um país de desigualdades, com áreas de extrema pobreza e uma grande fragilidade institucional, permeado por uma concentração de renda absurda, envolvendo conflitos de classes, que se manifestam de formas variadas, tendo como mazela significativa a violência urbana.

Com o acelerado movimento de aumento da expectativa de vida e sem um investimento adequado em prevenção e promoção de saúde, o uso de serviços aumenta vertiginosamente. Os idosos formam o grupo que mais consome os recursos da saúde. O gasto com pessoas na faixa etária dos 65 anos constitui despesas seis vezes maiores que as relegadas aos indivíduos entre 35 e 40 anos. Este tem sido o grupo no qual se observa o aumento do número de internações, que também ocupa por mais tempo os leitos hospitalares e demanda mais exames de alta complexidade. A principal causa é o aumento da carga de doença, principalmente, as doenças cerebrais, cardiovasculares e respiratórias. Aliados a isto estão os problemas associados à perda de capacidade funcional, que, obrigatoriamente, vão exigir o auxílio de terceiros para o cuidado e exercício das atividades de vida diária.

Um dos grandes problemas da saúde é a convivência com a carga dupla de doenças. No Brasil, infelizmente, ainda se convive com doenças infectocontagiosas, como, por exemplo, a tuberculose e a AIDS, ao mesmo tempo em que são necessários recursos para dar conta das doenças crônicas não transmissíveis, como as cardiopatias, doenças mentais e as neoplasias. Junto a isso, observa-se grande dificuldade para se implementar adequadamente os programas de prevenção de doenças e promoção de saúde (OMS, 2005).

Na área social, o maior problema se concentra no preconceito, que ainda é uma realidade séria neste país. Ainda há um forte apelo pela jovialidade. O belo e o jovem são mais atraentes. Felizmente, a mídia tem mudado o seu foco parando de depreciar a figura do velho. Além desse culto à beleza, outro ponto que merece muita atenção diz respeito ao mercado de trabalho. O país não estimula a permanência do idoso no mercado, muito pelo contrário. O argumento é a baixa da produtividade. Por outro lado, alguns idosos retornam ao mercado em condições extremamente precárias, alijados de direitos básicos; porém, após a recente aprovação da reforma da CLT (Consolidação das Leis do Trabalho), não apenas os idosos estarão alijados de direitos trabalhistas, mas todo e quaisquer trabalhadores.

ALGUNS ASPECTOS SOCIAIS DO ENVELHECIMENTO

Não se pode negar que o crescimento demográfico constitui algo extremamente positivo para a sociedade, pois, apesar das diferenças em relação aos países centrais, no que se refere aos motivos que desencadearam o envelhecimento populacional, os avanços na medicina foram imprescindíveis, principalmente, no que diz respeito às medidas preventivas de saúde, bem como a maior conscientização por parte da população sobre a necessidade de maiores cuidados para com a sua própria saúde.

Outro aspecto que merece atenção diz respeito à educação, visto que a escolaridade se traduz em um importante indicador que exerce influência nas condições de saúde, participação no mercado de trabalho e rendimentos recebidos. Embora o acesso à educação tenha melhorado nos últimos anos, ainda é muito baixa a média de escolaridade da população idosa, qual seja, cinco anos de estudo (IPEA, 2016).

Em 2003, Berzins chamava a atenção para essa questão, ressaltando que, até a década de 1960, o acesso ao Ensino Fundamental era restrito às classes sociais de maior poder aquisitivo e, sobretudo, aos indivíduos do sexo masculino. Desta forma, eram reservadas às mulheres as funções referentes aos afazeres domésticos.

Vale também destacar que o envelhecimento populacional incide no envelhecimento da população economicamente ativa. Tem sido observada maior permanência de idosos no mercado de trabalho, além do retorno destes após a aposentadoria (IPEA, 2016). Embora este cenário configure a manutenção da capacidade funcional, grande parte dos idosos brasileiros, mesmo depois de aposentados, continua exercendo atividades laborativas, em virtude de suas aposentadorias ínfimas, insuficientes para prover seus sustentos, o que está ainda mais agravado pela crise econômica e política que nos assola atualmente. Diante deste quadro, muitos idosos continuam a trabalhar não meramente por prazer, mas por uma necessidade econômica, ou melhor, de sobrevivência.

A questão de classe social é determinante na vida dos idosos e de suas famílias, pois, como já mencionado, aqueles idosos que possuem maior poder aquisitivo satisfazem suas demandas no mercado em apart-hotéis para idosos, podem ser usuários de instituições geriátricas de luxo e suas famílias possuem condições de custearem cuidadores especializados – para os que deles necessitam –, o que pode até ocasionar um afastamento da família no cuidado do idoso e uma diminuição de laços afetivos (Goldman, 2004).

Pelas condições expressas, essas famílias ficam menos "estressadas" no trato com esse idoso, em comparação ao que ocorre quando se trata de um idoso completamente dependente, ocasionando, assim, uma diminuição dos conflitos familiares e geracionais. Ao passo que, nas famílias das classes trabalhadoras pobres, que não possuem condições de proporcionarem aos seus tal infraestrutura, a problemática aumenta. Em muitos casos, as mulheres deixam de trabalhar para cuidar de seus idosos dependentes, o que acaba diminuindo a renda dessas famílias e ocasionando maiores conflitos, gerados pelo estresse e pela falta de preparo e respaldo da seguridade social para vivenciarem tal situação.

Assim, compartilhando do pensamento de Mioto (2004), em determinadas situações, as possibilidades familiares é que devem ser julgadas, pois "a vulnerabilidade à pobreza está relacionada, além dos fatores da conjuntura econômica e das qualificações específicas dos indivíduos, às tipologias ou arranjos familiares e ao ciclo de vida das famílias" (Mioto, 2004, p. 56).

Nas famílias das classes trabalhadoras pobres, o idoso tanto pode vir a constituir um empecilho, como pode ser a principal ou única fonte de renda familiar. E, neste caso, ele é extremamente valorizado por seus familiares, em acordo com o pensamento de Goldman (2004).

Todas essas leis, assim como o artigo 230 da Constituição Federal imputam à família, à sociedade e ao Estado a obrigação pelo cuidado. No entanto, com a grande omissão do Estado e as dificuldades da sociedade, este cuidado recai totalmente sobre a família. Neste aspecto, temos uma questão urgente para refletir: Quem cuidará do cuidador?

Levando em consideração que o maior percentual de cuidadores é de filhas e cônjuges, e que as idosas são de uma geração cujos filhos nasciam quando elas eram bem jovens, não é raro hoje nos depararmos com filhas e filhos com mais de 60 anos cuidando de idosos com 80 anos ou mais. Portanto, o cenário é de idosos cuidando de idosos.

ASPECTOS POLÍTICOS

Há, na atualidade, um conjunto de pensadores que defendem a ideia de que o envelhecimento populacional gerou um impacto na política financeira do país, pois há um grande número de pessoas se aposentando e menos contribuintes para a Previdência Social.

No entanto, sabe-se que tal impacto foi agravado, dentre outros fatores, pelo desemprego estrutural e conjuntural que assola o país e o mundo, ocasionado pela crise do Estado de Bem-Estar Social, na década de 1980 e pelo advento do Neoliberalismo e sua consolidação na década de 1990, com sua perversa política de cortes no âmbito social e retração do Estado, que gerou um grande número de pessoas desempregadas e trabalhando na informalidade, engrossando uma massa de trabalhadores no "lumpesinato" (trabalhadores ora na informalidade, ora na marginalidade) e, consequentemente, este contingente não contribui para a Previdência Social, situação agravada pela crise atual, que teve como uma de suas faces mais perversas o desemprego de cerca de 12 milhões de brasileiros.

Assim sendo, o aumento do número da população idosa não constitui o fator central que levou a essa crise na política financeira do país, como muitos acreditam, já que se trata de uma crise global, ou seja, inerente a todo o mundo capitalista.

O aumento do número de idosos no Brasil gerou a necessidade de serem implementadas políticas voltadas para esse segmento social, como: a Política Nacional do Idoso (Lei nº. 8.842, de 4 de janeiro de 1994), a Política de Saúde da Pessoa Idosa (Portaria nº. 2.528, de 19 de outubro de 2006) e o Estatuto do Idoso (Portaria nº. 10.174, de 1º de outubro de 2003), visto que antes do aumento desse segmento social, ou melhor, quando a nossa pirâmide etária não tinha o formato de hoje, mas sim a base alargada e o cume estreito (como um triângulo), o Brasil era considerado um país de jovens. Ouvia-se muito a frase: "O Brasil é o país do futuro". Assim sendo, não haviam demandas voltadas para o segmento de pessoas idosas, ao menos não com o impacto que se tem hoje, afinal, o Brasil é o 7º país em número de idosos do mundo.

Tais políticas empreendem esforços para garantir a capacidade funcional do idoso, o "envelhecimento criativo", de acordo com os princípios da Organização Mundial da Saúde (OMS) para o envelhecimento, que são: independência, participação, cuidado, autossatisfação e dignidade, que definem o envelhecimento ativo como "o processo de otimização das oportunidades de saúde, participação e segurança, com o objetivo de melhorar a qualidade de vida à medida que as pessoas ficam mais velhas (OMS, 2005)".

Diante do exposto, pode-se inferir que as peculiaridades de cada nação são elementos fundamentais para a adoção de políticas públicas que possam respeitar a especificidade desse segmento social, de acordo com a realidade socioeconômica do país.

Observa-se, hoje, na sociedade brasileira, uma grande demanda desse segmento social por políticas públicas, frente às novas necessidades que o envelhecimento imputa à sociedade e aos governantes. Necessidades essas que geraram inegáveis conquistas no campo daquelas destinadas aos idosos; porém, apesar do avanço, essas políticas estão muito longe de serem as ideais, ou melhor, longe de serem eficazes no que se refere à demanda real dessa população, que possui suas particularidades.

Quando se fala de idosos não há uma referência a um segmento homogêneo, onde todos dispõem das mesmas condições socioeconômicas, mas, sim, de um segmento social diversificado entre si, marcado por um recorte de classe social, onde as classes médias possuem condições de satisfazerem suas necessidades, não contempladas no campo das políticas sociais públicas, no mercado. No entanto, faz-se importante ressaltar que "os idosos provenientes das classes trabalhadoras pobres têm por única alternativa, na satisfação de suas demandas, as políticas sociais públicas, que não abarcam a questão do idoso em sua totalidade" (Tomé, 2008).

Em 2003, Veras analisava determinadas características da população idosa inferindo que se tratava de um grupo heterogêneo, e que se diferenciava dos estratos mais jovens tanto no que concerne aos aspectos demográficos quanto epidemiológicos, enfatizando que os estudos deveriam levar em conta as variáveis como sexo, idade, renda, situação conjugal, educação e atividade econômica etc.

Quando se aborda o tema do envelhecimento, é importante levar em consideração que existem os idosos fragilizados, acometidos por síndromes geriátricas, isto é, portadores de doenças que afetam sobremaneira o exercício da independência e autonomia, por exemplo, as demências, depressão, doença de Parkinson, instabilidade e quedas. Isto os torna fragilizados e os impede de desempenhar tarefas simplórias sozinhos. Além disso, na maioria das vezes, suas famílias não possuem condições de satisfazerem suas necessidades no âmbito do mercado, pois há um grande número de idosos nessas condições no seio das famílias trabalhadoras pobres e as políticas sociais voltadas para os idosos, hoje, não abarcam em sua totalidade esse segmento social. Ou seja, o idoso fragilizado não está devidamente contemplado por elas. Neste aspecto, faz-se imprescindível uma política nacional do cuidado que contemple, em seu conteúdo, ações protetivas tanto para o idoso, quanto para o cuidador familiar.

Neste cenário permeado de situações ambíguas e adversas, Veras (2003) focava no aumento exponencial de idosos com incapacidade funcional que, certamente, por sua condição de dependência consumiriam uma capacidade desproporcional de recursos de setor saúde, ao passo que Berzins (2003) reforçava o envelhecimento populacional como uma conquista a ser celebrada. Porém, ressaltava que o problema se concentrava na execução de políticas e programas que fossem capazes de promover o envelhecimento digno e sustentável para todos os cidadãos com mais de 60 anos.

O envelhecimento populacional surge como questão social[1] multifacetada e sobre a qual incidem inúmeras determinações. Questão social essa que demanda um posicionamento do Estado e da sociedade[2]. Mesmo em tempos nos quais a expectativa de vida é maior, uma das crises cíclicas do capitalismo nos assola com políticas de cunho neoliberal que implicam um posicionamento mínimo do Estado, no momento em que determinam sua retração frente ao

[1]que "...é expressão do processo de produção e reprodução da vida social na sociedade burguesa, da totalidade histórica concreta..." (Iamamoto, 2005, p.114).

[2]"...em que a igualdade jurídica dos cidadãos convive contraditoriamente com a realização da desigualdade." (Idem)

social, "...com ênfase na redução dos custos, na qualidade e na produtividade..." (Iamamoto, 2005, p. 120).

CONSIDERAÇÕES FINAIS

No Brasil, ainda falta muito entendimento sobre o processo de envelhecimento. As políticas públicas preconizam a inclusão do tema na rede formal de ensino em todos os níveis, mas trata-se ainda de uma utopia, e os jovens saem do Ensino Médio para fazerem cursos sem se darem conta de que sua população-alvo será de pessoas envelhecidas.

A falta de equipamentos nas redes de atenção ao idoso é parte do cenário atual. Não obstante, tudo o que é preconizado pela Política Nacional do Idoso como, por exemplo, os centros-dia, hospitais-dia, centros de referência, enfermarias para idosos, ILPIs públicas etc., ainda é extremante precário no país.

Na área econômica, o cenário é ainda mais assustador, até porque, diferente dos outros países, que enriqueceram antes de envelhecer, o Brasil envelheceu antes de acumular riquezas. E os brasileiros convivem com uma grande desigualdade social e muita dificuldade de acesso aos bens e serviços que podem produzir a melhoria da qualidade de vida, como dito anteriormente. Além disso, as questões relacionadas à previdência social são tamanhas e complexas, suscitando divisões entre os estudiosos da temática. A população economicamente ativa está diminuindo e isto causa um grande impacto na contribuição previdenciária. Nosso modelo ainda é aquele baseado na proposta de Bismarck, na Alemanha, pensado em um momento em que a expectativa de vida não era tão alta quanto agora. Uma pessoa se aposentava aos 60 anos e usufruía da aposentadoria por poucos anos. Atualmente, uma pessoa pode se aposentar e viver mais 35 ou 40 anos. Pensar em mudanças neste aspecto sempre gera comoção e revolta, principalmente em um país com esse histórico de corrupção, de facilitações escusas, onde os penalizados acabam sendo sempre oriundos das classes menos aquinhoadas, sem mencionar que muitos estudiosos defendem a ideia de não existir uma real crise previdenciária com a gravidade que se apregoa contemporaneamente.

Atualmente, cerca de 17 de milhões de famílias contam com a renda de um idoso para sua subsistência. Ou seja, 24% da população com mais de 60 anos sustenta suas famílias com suas aposentadorias. Não há dúvidas de que o envelhecer no Brasil não tem sido e nem será uma das melhores aventuras. Temos uma longa estrada a percorrer, e o caminho nos parece árduo.

REFERÊNCIAS BIBLIOGRÁFICAS

Berzins MAVS. Envelhecimento populacional: uma conquista para ser celebrada. In: *Revista Serviço Social e Sociedade*. 2003 out; 24(75): 19-34.

Brasil. Lei nº 10.741, de 1º de outubro de 2003. *Estatuto do Idoso*.

_____. Lei nº 8.842, de 4 de janeiro de 1994. *Política Nacional do Idoso*.

_____. Portaria nº 2528, de 19 de outubro de 2006. *Política Nacional de Saúde da Pessoa Idosa.*

Camarano, A.A; Kanso, S. Envelhecimento da população brasileira: uma contribuição demográfica. in: Freitas, Elizabete Viana de Freitas e Ligia Py. Tratado de geriatria e gerontologia/Elizabete Viana de Freitas, Ligia Py. – 4. ed. – [Reimpr.]. – Rio de Janeiro: Guanabara Koogan, 2016.

Goldman SN. As dimensões sociopolíticas do envelhecimento. In: PY, Lígia *et. al.* (Orgs). *Tempo de envelhecer*: percursos e dimensões psicossociais. Rio de Janeiro: NAU Editora; 2004. p. 61-82.

Iamamoto MV. *O Serviço Social na Contemporaneidade*: trabalho e formação profissional. 9.ed São Paulo: Cortez; 2005.

IBGE. Síntese de indicadores sociais: uma análise das condições de vida da população brasileira: Rio de Janeiro: IBGE, 2016 146 p.

IPEA. Política nacional do idoso: velhas e novas questões/Alexandre de Oliveira Alcântara, Ana Amélia Camarano, Karla Cristina Giacomin - Rio de Janeiro: Ipea, 2016. 615 p.: il.: gráfs.

Mioto RCT. Novas propostas e velhos princípios: a assistência às famílias no contexto de programa de orientação e apoio sociofamiliar. In: Mione Apolinário *et al.* Política Social, família e juventude: uma questão de direitos. São Paulo, Cortez; 2004.

Tomé AKLR. A questão do idoso fragilizado face as políticas sociais: a experiência em um ambulatório de cuidado integral. CIPI/UNATI/UERJ. Rio de Janeiro, FSS/UERJ/TCC; 2008.

Veras RP Em busca de uma assistência adequada à saúde do idoso: revisão da literatura e aplicação de um instrumento de detecção precoce e de previsibilidade de agravos. Cad. Saúde Pública 2003 mai/jun; 19(3):705-715.

World Health Organization. Envelhecimento ativo: uma política de saúde/World Health Organization; tradução Suzana Gontijo. Brasília: Organização Pan-Americana da Saúde, 2005. 60p.: il.

Políticas Públicas: O Quanto Avançamos?

Ana Keli Lourenço da Rocha ■ Maria Angélica Sanchez

CAPÍTULO 2

ENVELHECIMENTO POPULACIONAL E A EMERGÊNCIA DE POLÍTICAS ESPECÍFICAS

O aumento da população idosa no Brasil gerou a necessidade de serem implementadas políticas que atendam às demandas impostas por esse novo segmento social. Apesar das inegáveis conquistas no campo das políticas públicas destinadas aos idosos, ainda há um longo caminho a ser percorrido para que as ações sejam efetivamente viabilizadas.

A situação dos idosos, no Brasil, não constitui um *lócus* isolado do contexto social, pelo contrário, "...resulta do sistema social global numa determinada sociedade e em determinado momento histórico" (Goldman, 2000).

Hoje, vive-se sob a égide do Neoliberalismo que, a partir dos anos 1980, instaurou-se no Brasil, configurando-se, principalmente, pela crise fiscal do Estado e pela implementação de Políticas Sociais focalistas e seletivas presididas pelo conceito de "necessidades básicas", que, de acordo com Fanfani (1991), "expressam uma articulação entre o que os dominantes estão dispostos a conceder e o que os grupos sociais subordinados estão em condições de exigir". Neste contexto, as entidades civis, privadas e filantrópicas, incluindo a família, são acionadas para assumir responsabilidades sociais, substituindo o Estado, que não assume efetivamente as políticas públicas e perpetua a crise social.

Essa é uma das características do desenvolvimento do estado social brasileiro: seu caráter corporativo e fragmentado, distante da perspectiva da universalização de inspiração beveridgiana (Behring & Boschetti, 2007).

Desta forma, sob essa correlação de forças, é que se configuraram as políticas sociais voltadas para a parcela de idosos no Brasil. Tais políticas foram criadas e efetivadas com o processo de envelhecimento, buscando criar melhores condições de vida para essa população, trazendo com isso uma nova questão social em virtude do aumento da expectativa de vida e das situações a que estará exposta. Isto porque o envelhecimento não constitui um processo uniforme, uma vez que é permeado pelas diferenças de classe social e pelas circunstâncias de vida e pobreza que incidem sobre a população em geral.

As políticas públicas são implementadas conforme as exigências de um dado momento histórico em que as demandas por uma resposta do Estado à questão social são mais visíveis. O envelhecimento da população brasileira começa a ser observado a partir da década de 1950, quando se experimenta um sensível aumento na expectativa de vida média da população. No entanto, as políticas destinadas ao grupo que envelhece foram programadas a passos lentos, não gerando o impacto necessário no momento atual.

TRAJETÓRIA DAS POLÍTICAS NO BRASIL: UM BREVE HISTÓRICO DE 1923 ATÉ OS DIAS ATUAIS

O primeiro movimento que pensou na categoria de idosos no Brasil foi a Lei Eloy Chaves, em 1923, que, embora tivesse como objetivo principal assegurar a reprodução social dos trabalhadores, constituiu-se na Caixa de Aposentadorias e Pensões por categoria profissional, ou seja, não foi uma lei universal que atendesse a todos os idosos, mas uma lei efetivada para atender demandas de cada categoria profissional.

A primeira delas foi a Caixa de Aposentadorias e Pensões dos ferroviários, seguida pela Caixa de Aposentadorias e Pensões para os portuários e assim sucessivamente. Em seu início, elas eram controladas pelos sindicatos de cada empresa, o que significava que cada corporação tinha sua CAP por categoria. Funcionavam independentes umas das outras, até se constituírem, posteriormente, nos Institutos de Aposentadorias e Pensões (IAPs), que reuniam sob o mesmo regime previdenciário todos os membros de uma mesma categoria profissional (Santos, 1987).

Na década de 1930, dá-se um importante passo na construção das políticas sociais no Brasil, pois foi nesse período que se iniciou a "Era Vargas", consolidada após a revolução de outubro de 1930. No governo Vargas, aconteceu o primeiro movimento, por parte do Governo Federal, de proteção ao trabalhador por meio das leis trabalhistas: institucionalização da Carteira de Trabalho em 1934, pensando na previdência, na aposentadoria dos mesmos, que, a partir daquela data, passaram a ter como comprovar os anos trabalhados (Mendonça, 1985; Pereira, 2000). Ainda nesse período foram criadas importantes instituições ligadas à assistência, como a Legião Brasileira de Assistência (LBA), o Serviço Nacional de Aprendizagem Industrial (SENAI), o Serviço Nacional de Aprendizagem Comercial (SENAC); Juizado de Menores, dentre outras.

Porém, o que se pode observar, apesar dessas iniciativas em relação à questão social, nesta época, é que nada se destinou à população idosa. O que talvez seja explicado, pelo contexto da época, por ser um momento de construção e fortalecimento da indústria brasileira – por isso a atenção às demandas da classe operária – e também pelo fato do contingente de idosos no país na ocasião não ser tão significativo, em termos de números, como o é hoje.

No Governo Juscelino Kubitschek, a política social não constituía o alvo predileto, e JK manteve o que herdara de governos anteriores. A política social vivia de uma série de decisões setoriais na educação, na saúde pública, na habitação popular, na previdência social e na assistência social. Entretanto, foi durante este governo que se desenvolveu a campanha em defesa da escola pública, como resposta autêntica ao projeto da Lei de Diretrizes e Bases da Educação (LDB), bem como a Lei Orgânica da Previdência Social (LOPS), aprovada e implementada em 1960, que colocou o sistema de aposentadorias sob lei única e sob um conjunto uniforme de normas gerais, abrangendo, também, os profissionais liberais, até então excluídos do regime de previdência social.

Ainda na década de 1960, a partir da influência francesa, o Serviço Social do Comércio (SESC) em São Paulo instituiu em sua programação grupos e centros de convivência para aposentados que trabalharam no comércio. Pode-se dizer que foi a primeira iniciativa de trabalho em grupo com idosos, e tais locais eram basicamente frequentados por uma maioria masculina. Hoje, essa situação se inverteu, visto que o SESC é frequentado por uma maioria de mulheres, o que aconteceu graças a influência do movimento feminista na década de 1970 e o ingresso da mulher no mercado de trabalho. Embora não tenha sido uma iniciativa governamental, pode-se dizer que fora a primeira iniciativa em prol de um lazer, um grupo para idosos na sociedade brasileira (Queiroz, 1999).

No período da ditadura militar brasileira, surgiram medidas de assistência específicas ao segmento social de idosos, sendo a primeira delas a Renda Mensal Vitalícia, instituída em 1974, destinada aos maiores de 70 anos não cobertos pela Previdência Social. Neste mesmo ano, por meio da Lei 6.062/74, foi criado o Ministério da Previdência e Assistência Social (Haddad, 2000).

Neste período, há ainda a implementação de leis que atendiam às demandas das pessoas idosas, como, por exemplo, a Lei 6.210/75, que extinguiu as contribuições sobre os benefícios previdenciários e suspendeu a aposentadoria de retorno ao trabalho (Goldman, 2000).

Em 1976, a questão do envelhecimento populacional ganhou maior visibilidade, o que levou o Ministério da Previdência e Assistência Social a promover três encontros regionais cujo objetivo era definir o perfil do idoso brasileiro. A partir desses encontros promoveu-se um seminário nacional, no qual se constituiu um documento – a Política Social para Idosos (Queiroz, 1999).

Em 1978, foi criado o Sistema Nacional de Previdência e Assistência Social (SIMPAS), sendo a Legião Brasileira de Assistência (LBA) o órgão responsável pela prática de algumas das diretrizes da política para idosos pelo Programa de Atenção ao Idoso (PAI). Tal programa vigorou até 1995, momento em que se deu a extinção da LBA, durante o governo Fernando Collor (Queiroz, 1999).

A condição do aposentado que retornasse ao mercado de trabalho foi regularizada, em 1975, por meio da Lei nº 6.243, e, em 1977, o Ministério da Previdência e Assistência Social estabeleceu a Política Social do Idoso. Haddad (2000) aponta a Portaria 25 como sendo o momento em que os idosos não cobertos pelo regime previdenciário passam a contar com a assistência social no Brasil.

Apesar do implemento de políticas para a população idosa, observa-se que, até a década de 1980, tais políticas eram fragmentadas, esparsas e específicas, destinadas apenas a certas categorias e não ao indivíduo idoso em sua totalidade.

Em 1982, foi realizada, em Viena, uma assembleia internacional sobre o envelhecimento, com o objetivo de discutir o que estava acontecendo no mundo em relação ao aumento do número da população idosa, suas perspectivas e a condição desse segmento social. Os participantes dessa assembleia saíram de Viena com pautas para seus respectivos países. Os brasileiros voltaram ao país com o objetivo de efetivarem uma Política Nacional para o Idoso.

Em meio à crise econômica e à política que assolava o país, o regime ditatorial foi enfraquecendo por uma série de questões, dentre elas, pelo fortalecimento dos movimentos sociais organizados e, principalmente, pelo fim do "Milagre Econômico", uma das principais bases de sustentação desse regime.

Na década de 1980, começam a surgir, no Brasil, os Conselhos de Idosos e as Associações de Aposentados, o que representou o início de uma organização política específica desse segmento social. O primeiro conselho de direito de idosos surgiu na capital paulista em 1986, e, posteriormente, no Rio Grande do Sul. No Rio de Janeiro, esse movimento teve uma aparição tardia, surgindo apenas em 1996. Os conselhos configuraram-se como uma espécie de auxiliar na comunicação entre a população, principalmente de idosos, e os órgãos competentes para a defesa de seus interesses. Segundo Queiroz (1999), além dos Conselhos de Idosos, surgiram, na mesma época, outros avanços para a população que envelhecia, como os Programas de Previdência Privada, os Programas de Preparação para Aposentadoria e os Grupos de Convivência e Lazer.

A promulgação da Constituição, em 1988, pode ser considerada o ápice da redemocratização no Brasil, pois representou a base para a organização de um país verdadeiramente democrático, uma vez que representa a abertura para participação efetiva da população na gestão e implementação de políticas. Foi a partir da nova Carta que várias conquistas ligadas à Previdência Social foram obtidas, sendo uma delas a equiparação dos benefícios destinados aos aposentados urbanos e rurais (Queiroz 1999).

Goldman (2000) refere-se à Constituição de 1988 como sendo um dispositivo legal de ampliação dos direitos dos idosos, apesar do artigo 230 enfatizar que pertence à família, à sociedade e ao Estado o dever de amparar o idoso e prestar-lhe atenção. Ainda assim, pode-se inferir que a Constituição de 1988, conhecida como "Constituição Cidadã", constituiu a engrenagem para as políticas de atenção ao idoso que surgiram posteriormente, assim como as demais políticas sociais surgidas *a posteriori*.

Em 1989, foi realizado um seminário, em Brasília, cujo tema foi uma Política para a Terceira Idade nos anos 1990. Nesse evento foram abordadas questões como: trabalho, educação e assistência social, o que resultou em um documento de recomendação à efetivação da Política Nacional do Idoso (PNI).

Em 1991, foi promulgada a Lei nº 8.222, que excluiu o direito à irredutibilidade dos benefícios de aposentados e pensionistas, garantido pela Constituição de 1988 e assegurou como forma de compensação o reajuste de 147%, mas esse reajuste não incluía os beneficiários do INSS (Paz, 2004).

Em dezembro de 1993, foi sancionada a Lei Orgânica de Assistência Social (LOAS), que, apesar de não ser uma política específica para idosos, foi pioneira em apresentar um benefício destinado aos idosos necessitados – Benefício de Prestação Continuada (BPC) – concedido a idosos com 65 anos ou mais e para deficientes de todas as idades, cujas famílias comprovassem ter uma renda per capita de até um quarto do salário-mínimo. Apesar de constituir um benefício focalista, como prevê a lógica neoliberal, baseada em critérios de elegibilidade que beiram a exclusão, o BPC não deixa de se configurar como um avanço no âmbito das questões sociais, trazendo a essa parcela da população brasileira, antes alijada, o exercício mínimo de dignidade, por meio deste viés de política de transferência de renda.

Em janeiro de 1994, a Lei 8.842, que cria a Política Nacional do Idoso (PNI), foi aprovada, sendo regulamentada apenas em 1996, logo após o ocorrido na Clínica Santa Genoveva, no Rio de Janeiro, onde idosos vieram a óbito vítimas de maus-tratos. Esse episódio repercutiu em todo o Brasil, mobilizando a população e forçando a assinatura do decreto que regulamentou a PNI. A partir deste acontecimento foram criados Fóruns Permanentes de Implementação em várias regiões do país. O texto da Política Nacional do Idoso, basicamente, foi uma continuidade do documento de recomendações, oriundo do seminário, que ocorrera em Brasília em 1989.

Importante destacar que a PNI trouxe um aspecto relevante no que tange à questão do asilamento, pois a partir de sua promulgação foi implementada a fiscalização e a regulamentação das normas para a estruturação de Instituições de Longa Permanência para Idosos (ILPI), como: construção de rampas, para facilitar o acesso e locomoção dos idosos; pisos antiderrapantes, para evitar quedas, e a determinação do número de profissionais.

No ano de 1999, foi promulgada a Política de Saúde do Idoso (PNSI), por intermédio da Portaria nº 1.395, como um desdobramento da PNI. Entretanto, apesar da promulgação desta lei constituir um grande avanço no campo das políticas de saúde para idosos, no Brasil, apenas poucas portarias foram assinadas. Duas portarias foram assinadas em 2002: Portarias 702 e 703, ambas em 12 de abril. A Portaria 702 teve com o propósito a criação de mecanismos para a organização e implantação de Redes Estaduais de Assistência à Saúde do Idoso.

Acoplada à ideia de redes com a implantação de centros de referência, a Portaria 703 institui o Programa de Assistência aos Portadores da Doença de Alzheimer. Podemos dizer que esta Portaria ganha relevância uma vez que preconiza que as secretarias estaduais de saúde em parceria com o Ministério da Saúde, estabeleçam protocolos clínicos e diretrizes terapêuticas para o diagnóstico e tratamento da doença de Alzheimer. Neste sentido, a população idosa tem acesso a uma medicação de alto custo e o programa passa a fazer parte do rol das políticas públicas destinadas aos indivíduos idosos. Contudo, vale ressaltar que tais centros não conseguem atender adequadamente esta demanda crescente de idosos portadores da doença.

A Portaria 249 de 16/04/2002 aprova as Normas para Cadastramento de Centros de Referência em Assistência à Saúde do Idoso. No entanto, as normas para cadastramento de tais centros esbarram com um conjunto de obstáculos e, até o momento, muitos estados não conseguiram implantar o número de centros necessários para atender à demanda de sua população. Apesar do conteúdo de extrema importância no âmbito do planejamento de ações para este segmento da população, tal portaria ainda não foi de todo implantada e o país ainda carece de aparatos fundamentais, como os hospitais-dia, centros-dia, assistência domiciliar e, sobretudo, atendimento ambulatorial especializado.

Em 2003, foi promulgado o Estatuto do Idoso por meio da Lei nº 10.741, que se difere das demais por deliberar sobre direitos fundamentais, como o direito à vida, à liberdade, ao respeito e à dignidade; recuperar a questão da família e abordar a questão da prioridade dos idosos, no que se refere ao atendimento e garantia ao sistema de saúde, dentre outros. A partir deste instrumento a população idosa passa a contar com um sistema de proteção, que assegura o exercício de direitos, configurando-se em uma grande conquista para este segmento populacional. Em 21 de junho de 2017, o plenário do Senado aprovou um projeto de lei que concede prioridade para pessoas acima de 80 anos em relação aos demais idosos, alterando, assim, o Estatuto do Idoso, que até então tratava dos direitos das pessoas com idade a partir de 60 anos, para garantir a preferência dos mais velhos.

No Brasil, o ano de 2006 pode ser considerado um marco na atenção à saúde do idoso. Isso em função do advento do Pacto de Gestão, em fevereiro de 2006, por meio da portaria de nº 399, "que implica o exercício simultâneo de definição de prioridades articuladas e integradas em três dimensões: Pacto pela Vida, Pacto em Defesa do SUS e Pacto de Gestão do SUS" (Pacto pela Saúde. 2006: p. 1).

PACTO PELA VIDA: UMA NOVA PERSPECTIVA NA POLÍTICA DE ATENÇÃO À POPULAÇÃO IDOSA

Ainda que as questões inerentes ao envelhecimento tenham se tornado alvo de interesse há algumas décadas, pode-se considerar que o grande avanço do SUS, no que concerne à população idosa, ocorre com a promulgação do Pacto de Gestão, onde a saúde do idoso é tida como prioritária nas três esferas do governo.

O Pacto de Gestão inaugura uma nova fase na atenção à população idosa quando insere ações específicas no rol de prioridades na área da saúde. Isto, sem dúvida, representa um avanço até para que as leis propostas possam, de fato, sair dos diários oficiais e instalarem-se nas instituições voltadas ao atendimento da população idosa.

Como desdobramento do Pacto pela Vida, em outubro de 2006, é revogada a Portaria 1.395, da PNSI, e é promulgada a Lei 2.528, que dispõe sobre a Política Nacional de Saúde da Pessoa Idosa (PNSPI), que assume como principal problema inerente ao envelhecimento "a perda das habilidades físicas e mentais necessárias para a realização de atividades básicas e instrumentais da vida diária" (PNSPI, 2006, p. 2). Esta política elege a capacidade funcional como o paradigma para o planejamento das ações de saúde do idoso nos diversos níveis de complexidade, fazendo entender que o olhar destinado ao idoso deve estar para além do tratamento de doenças, ressaltando que a manutenção da capacidade funcional não pode ser analisada de forma fragmentada, visto que abarca, além da saúde física e mental, as condições socioeconômicas e de autocuidado do indivíduo que envelhece (Telles, 2007).

Como importante desdobramento desta política, o Ministério da Saúde lança um Caderno de Atenção Básica, que serve como importante instrumento de rastreio das principais patologias que acometem a população idosa. A PNSPI é abrangente e destaca a necessidade de investimento em ações que atendam às demandas da população idosa independente, bem como do segmento de idosos fragilizados. Esta perspectiva de planejamento em dois eixos de atuação é desafiadora, pois esforços deverão ser envidados para que se avance na organização de serviços de modo a identificar e atender adequadamente a população usuária do sistema de saúde.

Ao longo dos anos, o arcabouço legal em prol da população idosa foi aumentando com a criação de novas Portarias, Decretos e Leis (Sanchez, 2016). Os Quadros 2-1 e 2-2 apresentam a legislação antes e depois da promulgação da Constituição de 1988.

Quadro 2-1. Ações em Prol da População Idosa Anterior à Constituição de 1988

Iniciativa	Ano	Objetivo
Aposentadoria para funcionários dos Correios	1888	Destinar aposentadoria para aqueles com no mínimo 60 anos e 30 anos de serviço
Caixa de aposentadoria e pensões	1923	Garantir pensão, aposentadoria, assistência médica e auxílio farmacêutico aos ferroviários
Declaração Universal dos Direitos Humanos	1948	Incluir a velhice, dentre outros, no rol de condições merecedoras de respeito

(Continua)

Quadro 2-1. Ações em Prol da População Idosa Anterior à Constituição de 1988 *(Continuação)*

Iniciativa	Ano	Objetivo
Criação da Sociedade Brasileira de Geriatria	1961	Congregar médicos para desenvolver atividades científicas sobre envelhecimento
SESC	1963	Desenvolver atividades sociais por meio de grupos e centros de convivência
LBA	1942	Prestar assistência e supervisão aos asilos
Criação do Instituto Nacional de Previdência Social (INPS)	1974	Desvincular as questões previdenciárias das empresas e sindicatos
Renda mensal vitalícia	1974	Destinar uma renda aos maiores de 70 anos não cobertos pela Previdência
Programa de Apoio ao Idoso (PAI) – Instituto Nacional de Previdência Social (INPS)	1975	Organizar e implementar grupos de convivência para idosos previdenciários nos postos de atendimento
Política Social do Idoso	1976	Estabelecer diretrizes básicas para uma política social voltada ao idoso
Criação da Associação Cearense Pró-idoso	1977	Reivindicar os direitos dos idosos em parceria com o Governo Federal
Reforma da Previdência – Criação do Sistema Nacional de Previdência e Assistência Social. Ações do PAI passam para a LBA	1977	Distribuir materiais, alimentos, órteses, próteses etc.
I Assembleia Mundial sobre Envelhecimento	1982	Apresentar os princípios das Nações Unidas em favor das pessoas idosas
Criação da Associação Nacional de Gerontologia (ANG)	1985	Desenvolver ação política junto a órgãos e instituições públicas e privadas, reivindicando a melhoria do atendimento aos idosos
Reestruturação da LBA – O PAI passa a ser denominado Projeto de Apoio à Pessoa Idosa (PAPI)	1987	Oportunizar maior participação social e desenvolver a discussão ampla da situação dos idosos
Programa da Saúde do Idoso no Ministério da Saúde lança o jornal “Viva bem a idade que você tem”	1987	Discutir os diversos aspectos do envelhecimento com a população brasileira

Fonte: Sanchez MA. O idoso e a Legislação no Brasil. 2016.

Quadro 2-2. Ações em Prol da População Idosa após a Constituição de 1988

Iniciativas	Ano	Objetivo
Código de Defesa do Consumidor	1993	Incluir também como agravante os crimes praticados contra a pessoa idosa
Alteração do Código Civil – Lei nº 3.071	1993	Incluir parágrafo aumentando a proteção ao idoso
Lei Orgânica de Assistência Social	1993	Organizar a assistência e regulamentar direitos para a pessoa idosa garantidos pela Constituição Federal
Lei nº 8.926	1994	Tornar obrigatória a inclusão, nas bulas de medicamentos, de advertências e recomendações sobre seu uso por pessoas de mais de 65 anos
Regulamentação da Política Nacional do Idoso	1996	Assegurar os direitos sociais do idoso
Aprovação da Política Nacional de Saúde do Idoso	1999	Estabelecer diretrizes para os programas, planos, projetos e atividades na atenção integral às pessoas em processo de envelhecimento e à população idosa
Portaria GM/MS nº 280/1999 – Institui a obrigatoriedade do acompanhante de idoso	1999	Tornar obrigatório nos hospitais públicos, contratados ou conveniados com o Sistema Único de Saúde (SUS), a viabilização de meios que permitam a presença do acompanhante de pacientes maiores de 60 anos de idade, quando internados
Lei nº 10.048 – Dá prioridade de atendimento	2000	Destinar atendimento prioritário, dentre outros, às pessoas idosas com idade igual ou superior a 60 anos
Portaria SAS/MS nº 249/2000 – Criação das Redes Estaduais de Assistência à Saúde do Idoso	2000	Aprovar as normas para cadastramento de Centros de Referência em Assistência à Saúde do Idoso
Lei nº 10.173 – Altera a Lei n° 5.869, de 11 de janeiro de 1973 – Código de Processo Civil	2001	Dar prioridade de tramitação aos procedimentos judiciais em que figure como parte pessoa com idade igual ou superior a 65 anos
Portaria MPAS/SEAS nº 73	2001	Definir normas de funcionamento de serviços de atenção ao idoso no Brasil
Portaria nº737 MS/GM Política Nacional de Redução da Morbimortalidade por Acidentes e Violências	2001	Reduzir a morbimortalidade por acidentes e violências no país, mediante o desenvolvimento de um conjunto de ações articuladas e sistematizadas

(Continua)

Quadro 2-2. Ações em Prol da População Idosa após a Constituição de 1988 *(Continuação)*

Iniciativas	Ano	Objetivo
Portaria GM/MS nº 702/2002 – Criação das Redes Estaduais de Atenção à Saúde do Idoso	2002	Criar mecanismos para a organização e implantação de Redes Estaduais de Assistência à Saúde do Idoso
Portaria GM/MS nº 703/2002 – Cria o Programa de assistência aos portadores de doença de Alzheimer	2002	Instituir, no âmbito do Sistema Único de Saúde, o Programa de Assistência aos portadores da doença de Alzheimer
Portaria SAS/MS nº 843, de 2002	2002	Estabelecer o protocolo clínico e diretrizes terapêuticas para a doença de Alzheimer
II Assembleia Mundial do Envelhecimento	2002	Recomendar a adoção de medidas seguindo três direções prioritárias: os idosos e o desenvolvimento; promover a saúde e o bem-estar até chegar à velhice e criar ambientes propícios e favoráveis
Lei nº 10.741 – Dispõe sobre o Estatuto do Idoso e dá outras providências	2003	Regular os direitos assegurados às pessoas com idade igual ou superior a 60 anos
Plano de Ação para o Enfrentamento da Violência Contra a Pessoa Idosa	2005	Estabelecer estratégias sistêmicas de ação, organização, coordenação, controle, acompanhamento e avaliação de todas as etapas da execução das ações de prevenção e enfrentamento da violência contra a pessoa idosa
Portaria 399/2006 – Pacto de Gestão/Pacto pela vida	2006	Estabelecer metas pactuadas com estados e municípios para a saúde do idoso
Portaria nº 2.528 cria a Política Nacional de Saúde da Pessoa Idosa	2006	Recuperar, manter e promover a autonomia e a independência dos indivíduos idosos, direcionando medidas coletivas e individuais de saúde em consonância com os princípios e diretrizes do Sistema Único de Saúde
Decreto nº 5.934	2006	Estabelecer gratuidade de duas vagas para transporte interestadual
Implantação da caderneta do idoso	2006	Qualificar o cuidado da pessoa idosa na atenção básica
Lei nº 11.433 – Dispõe sobre o Dia Nacional do Idoso	2006	Incumbir os órgãos públicos de promover a realização e divulgação de eventos que valorizem a pessoa do idoso na sociedade

Quadro 2-2. Ações em Prol da População Idosa após a Constituição de 1988 *(Continuação)*

Iniciativas	Ano	Objetivo
Resolução CFM Nº 1.805	2006	Permitir ao médico, diante de enfermidades graves e incuráveis na fase terminal, limitar ou suspender procedimentos e tratamentos que prolonguem a vida do doente, garantindo-lhe os cuidados necessários para aliviar os sintomas que levam ao sofrimento, na perspectiva de uma assistência integral, respeitada a vontade do paciente ou de seu representante legal
Lei nº 1.344. Alteração do inciso II do artigo 1.641 do Código Civil	2010	Alterar a idade de 60 para 70 anos a obrigação de a pessoa se casar com regime de separação de bens
Lei nº 12.213	2010	Financiar os programas e as ações relativas ao idoso com vistas em assegurar os seus direitos sociais e criar condições para promover sua autonomia, integração e participação efetiva na sociedade
Portaria nº 228	2010	Estabelecer parâmetros sobre a doença de Parkinson no Brasil e de diretrizes nacionais para diagnóstico, tratamento e acompanhamento dos indivíduos com esta doença
Resolução nº 1.995	2012	Definir diretivas antecipadas de vontade como uma decisão do paciente
Portaria nº 224	2014	Aprova o Protocolo Clínico e Diretrizes Terapêuticas da Osteoporose

Fonte: Sanchez MA. O idoso e a Legislação no Brasil. 2016.

CONSIDERAÇÕES FINAIS

O país envelheceu e continua a envelhecer; porém, o investimento em estudos e pesquisas no campo da gerontologia não acompanha a contento o processo de envelhecimento. O mesmo pode-se dizer sobre a implementação das políticas públicas. Goldman (2000) chamava atenção por observar à época o caos e o abandono de setores estratégicos, com Saúde e Previdência, o que afetavam sobremaneira as classes populares em sua totalidade. Passados dezessete anos, as mesmas questões estão mantidas.

A precariedade do setor da saúde é ainda um problema para o enfrentamento da questão da população que envelhece. Estudos norte-americanos, desde o fim de década de 1980, demonstraram o aumento da prevalência das doenças crônico-degenerativas, ressaltando o fato de 85% dessa população com mais de 65 anos ser acometida por doenças crônicas, o que faz com que sua saúde, níveis de energia e mobilidade sofram uma redução. Tal situação agrava-se ainda mais no segmento populacional com mais de 85 anos, que, em face de seus "problemas", vê reduzida a capacidade para desempenhar as atividades de vida diária, tornando-se, consequentemente, dependente dos cuidados de outros (Schank & Lough, 1989).

No Brasil, a situação é semelhante. Em decorrência do processo de envelhecimento, nas últimas décadas, os perfis de saúde da população também passaram por transformações mais evidentes com o aparecimento das doenças crônico-degenerativas, que elevam o número de pessoas idosas susceptíveis a doenças cardiovasculares, artrites, fraturas, entre diversas outras situações que os tornam vulneráveis a eventos adversos. Entre esses, podemos destacar: o desenvolvimento da dependência, quedas, lesões, doenças agudas, institucionalização, lentidão na recuperação da saúde.

Hoje, embora tenhamos um número elevado de pessoas idosas que preservam sua capacidade funcional, encontramos também um número expressivo de indivíduos portadores de doenças crônico-degenerativas, que apresentam, paralelamente, acentuado declínio das suas funções.

Na década de 1980, Ramos *et al.* chamavam a atenção para o envelhecimento da população como um fenômeno de proporções mundiais; no entanto, existindo diferenças na sua trajetória, em face das peculiaridades que cada nação apresenta. O aumento da expectativa de vida, no Brasil, ocorre de forma diferenciada daquelas observadas em países centrais, uma vez que o percentual de população jovem no país é ainda expressivo, embora esteja ocorrendo um redesenho da pirâmide etária. Essa característica requer ações capazes de atender às mais variadas demandas, que se estendem desde a atenção à primeira infância até as necessidades da pessoa idosa (Ramos *et al.,* 1987). Não obstante as mudanças no país, tais observações permanecem vivas até os dias atuais.

Veras (1994) alude às consequências trazidas pela transformação do perfil populacional quando observa que, ao contrário do que ocorreu nos países desenvolvidos – onde o envelhecimento populacional se deu de forma gradativa e acompanhando o desenvolvimento dos setores econômico e social – nos países em desenvolvimento, como o Brasil, que passa por momentos marcados por intensas crises econômicas, geradoras de desigualdades de natureza diversificada, este processo faz eclodir uma gama de problemas sociais.

Apesar das iniciativas que apregoam prioridade ao social e à área da saúde, os recursos financeiros disponíveis para a cobertura das necessidades do setor social e de saúde são ainda insuficientes, sobretudo, no que tange à atenção à pessoa idosa. As doenças crônico-degenerativas, por exemplo, demandam tratamento oneroso. E o sistema de saúde, em face das dificuldades históricas, acaba por não atender, adequadamente, a este segmento da população.

O envelhecimento, em si, não constitui problema de saúde pública. A questão problemática concentra-se nas condições em que ocorre este envelhecimento e nas situações em que estarão as pessoas envelhecidas. Por isso, as ações devem ser redimensionadas, no sentido de promover um envelhecimento em condições favoráveis à preservação da capacidade funcional e manutenção da autonomia e independência. Para que se atinja esse objetivo, torna-se necessária a implementação de políticas que propiciem um planejamento adequado para uma intervenção capaz de prevenir, reabilitar, ou, em última instância, promover adaptações para que o indivíduo que se encontra em uma nova condição de vida, como, por exemplo, aqueles acometidos pelas demências.

Por outro lado, torna-se visível que uma política orientada por esse ideário requer investimentos para capacitação de pessoal, equipamentos especializados e reestruturação dos espaços físicos. Esses requisitos deixam claro que, para executar ações para este segmento da população, é fundamental adotar medidas similares para a rede de suporte social formal, e, sobretudo, à rede informal, destacando-se aqui a família, quando assume o papel de cuidadora de um idoso dependente, o que ainda não aparece contemplado em nenhuma política específica.

A despeito do ônus financeiro, que tal proposta acarreta, não há como negar sua prioridade. Isso porque as repercussões sociais do processo do envelhecimento da população brasileira são absolutamente insatisfatórias. Entretanto, muitos fatores são imprescindíveis para que o envelhecimento da população deixe de configurar-se em mais um indicador do caos existente em uma nação, no que se relaciona à valorização e atendimento das necessidades da sua população, e diante deste quadro as políticas sociais, econômicas e de saúde assumem papel fundamental neste processo.

Como observado, a construção das políticas públicas no Brasil dava-se com o intuito de atender às classes produtivas, o que manifestava certa discriminação produzida pela ideologia capitalista, que superdimensionava o valor de quem era produtivo economicamente, até por serem suscetíveis à exploração de classes, acabando por deixar a impressão de que os demais poderiam ser descartáveis, uma vez que não se constituem como funcionais ao regime capitalista de produção. Porém, com o aumento da expectativa de vida, a sociedade, em pouco tempo, terá um número considerável de pessoas idosas e, sob o ponto de vista dos valores humanos, em nenhuma circunstância pode-se admitir o discurso da produção de bens e força de trabalho como definidor das prioridades sociais e econômicas. Por isso, ações deverão ser pensadas, planejamentos reestruturados e novos paradigmas estabelecidos para a promoção da saúde, da educação e das políticas sociais.

Não obstante grandiosos avanços político-sociais alcançados nas últimas décadas em prol dos idosos, o país depara-se com a lentidão as quais as ações são, de fato, realizadas, e a realidade mostra o grande hiato entre a sanção de uma lei e a sua existência como prática cotidiana.

Essa morosidade na efetivação de tais políticas impede o exercício da cidadania e um envelhecimento com qualidade. Importantes lacunas ainda necessitam ser preenchidas. A viabilização deste importante cabedal regulatório para a defesa dos direitos dos idosos será a mola propulsora de um envelhecimento com qualidade (Sanchez, 2016). As políticas estão postas, e os problemas estão aparentes. Falta-nos, portanto, gestores capazes de viabilizar a execução das leis, decretos e portarias.

REFERÊNCIAS BIBLIOGRÁFICAS

Bering ER, Boschetti, I. Política Social: fundamentos e história. Biblioteca Básica do serviço social; v.2. 2.ed. São Paulo, Cortez; 2007.

BRASIL. Lei nº 10.741, de 1º de outubro de 2003. Estatuto do Idoso.

______. Lei nº 8.742, de 7 de dezembro de 2003. LOAS: Lei Orgânica da Assistência Social.

______. Lei nº 8.842, de 4 de janeiro de 1994. Política Nacional do Idoso.

______. Portaria nº 249, de 16 de abril de 2002. Aprova as Normas para Cadastramento de Centros de Referência em Assistência à Saúde do Idoso.

______. Portaria nº 2528/GM, de 19 de outubro de 2006. Aprova a Política Nacional de Saúde da Pessoa Idosa.

______. Portaria nº 399, de 22 de fevereiro de 2006. Divulga o Pacto pela Saúde: consolidação do SUS e aprova as diretrizes operacionais do referido pacto.

______. Portaria nº 702, de 12 de abril de 2002. Cria mecanismos para a organização e implantação de Redes Estaduais de Assistência à Saúde do idoso e dá outras providências.

______. Portaria nº 703, de 12 de abril de 2002. Institui, no âmbito do Sistema Único de Saúde, o Programa de Assistência aos Portadores da Doença de Alzheimer e dá outras providências.

Fanfani ET. Pobreza e política social. In: Isuani, EA. *et al.* (Orgs). El Estado Benefactor: Um paradigma en crise. Buenos Aires, Miño y dávila; 1991.

Goldman SN. Velhice e Direitos Sociais. In: Paz, S *et al.* Envelhecer com cidadania: quem sabe um dia? Rio de Janeiro, CBCISS-ANG/Seção Rio de Janeiro; 2000, p.13-43.

Haddad EGM. Idosos: do assistencialismo ao Direito. In: Revista Inscrita. CFSS 2000 Jul;3(6):25-30.

Mendonça SR. Estado e economia no Brasil: opções de desenvolvimento. Rio de Janeiro: Graal; 1985.

Paz SF. Movimentos Sociais: participação dos idosos. In: PY L *et al.* (Orgs). Tempo de Envelhecer: percursos e dimensões psicossociais. Rio de Janeiro, NAU Editora; 2004, p.39-60.

Pereira PAP. Necessidades humanas: subsídios à crítica dos mínimos sociais. São Paulo, Cortez; 2000.

Queiroz Z. Participação popular na velhice: possibilidade real ou mera utopia? In: Revista O Mundo da Saúde 1999 Jul;23(23):204-13.

Ramos LR. Envelhecimento populacional: uma realidade brasileira. In: Revista de Saúde Pública 1987;21(3): 211-24.

Sanchez MAS. O idoso e a legislação no Brasil. In: Kitner D, Jaluul O (Orgs.). Programa de atualização em geriatria e gerontologia: Ciclo 2. Porto Alegre: Artmed Panamericana; 2016.

Santos WG. Cidadania e Justiça. As políticas Sociais na ordem brasileira. Rio de Janeiro Ed. Campus; 1987. (Cap. III, IV e V).

Schank MJ, Lough MA. Maintaining health and independence of elderly women. *J Gerontol Nurs* 1989;15(6).
Telles JL. Perspectivas e desafios para o planejamento das ações do Pacto pela Vida saúde da população idosa. Contribuições para o debate. DAPE/SAS/MS, 2007.
Veras RP. País jovem com cabelos brancos: a saúde do idoso no Brasil. 2.ed. Rio de Janeiro, Relume Dumará: UERJ; 1994.

Saúde Mental e Políticas Públicas para Idosos em Sofrimento Psíquico

CAPÍTULO 3

Luciana Rodrigues Gonçalves
Kassia de Oliveira Martins Siqueira
Priscilla Bezerra da Silva dos Santos Maia

Ao analisarmos a temática do envelhecimento, deparamos-nos com uma série de questionamentos, em que somos confrontados por nossas próprias expectativas, anseios e receios, como partícipes deste processo que cinge todos os seres humanos. Desde muito cedo agregamos valores ditados por um ideário que estabelece que para um indivíduo ser reconhecido como necessário e também sujeito de direitos, ele deve ser útil para o mercado de trabalho. Os velhos constituem-se, por esta perspectiva, um fardo para toda a sociedade, e quem "não produz" torna-se "uma boca inútil" (Beauvoir, 1990). Estas representações da velhice propiciam, nos dias atuais, um "culto à juventude"[1] tornando assombrosa a ideia de envelhecer, na qual não nos reconhecemos.

Um poema que ilustra muito bem esta afirmação é "O Velho do Espelho", de Mario Quintana: "Por acaso surpreendo-me no espelho: quem é esse que me olha e é tão mais velho que eu?"[2]. Desta forma, a condição de envelhecer não engloba somente aspectos biológicos, mas está inserida em um contexto socioeconômico que determina as formas de exclusão, estigma e opressão dos velhos. Com isso, ao analisar a relação entre políticas públicas e envelhecimento, somos desafiadas a desconstruir os conceitos e as imagens da velhice histórica e socialmente forjada. Como ouvimos certa vez de um palestrante, "apedrejar-nos de conhecimento" que subsidiem ações para superação da condição degradante a que estão submetidos os velhos em nossa sociedade.

Desse modo, deixamos de naturalizar a realidade onde estabelecemos nossos valores e conceitos e preconceitos, e passamos a confrontar o que está posto, questionando e rejeitando, por muitas vezes, o que costuma ser entendido como a "ordem natural das coisas". É importante considerar que, há alguns séculos, a velhice era vista como uma doença e vários autores dedicaram-se a estudar esta "patologia". Por outro lado, em outras sociedades e culturas, a sabedoria dos velhos imputava-lhes respeito e reconhecimento.

---

[1]Ver: Paz (2000).

[2]Quintana, M. *Quintana de bolso* / Mario Quintana – Porto Alegre: L&PM, 2007, p. 55.

Com isso, a maneira como o envelhecimento é vivido e compreendido muda de acordo com cada cultura.

Enquanto tema de estudo, a velhice durante muito tempo não foi considerada relevante (Beauvoir, 1990). Atualmente, já é reconhecida a necessidade de ampliar o debate em busca de estratégias de enfrentamento das questões advindas da ordem societária vigente, que, com o crescimento populacional, tem atingido e vulnerabilizado um número cada vez maior de idosos.

Segundo Groisman (2014), o Brasil era considerado até recentemente um país de jovens. Em 1970, o país tinha cerca de 90 milhões de habitantes, dos quais apenas 4,5 milhões, ou seja, 5% do total eram idosos. Entre 1970 até 2008, em quatro décadas, a população brasileira cresceu mais de 100%, passando a ser constituída por mais de 190 milhões de pessoas. Para o autor, o fato mais marcante desse crescimento populacional é o aumento da população idosa, que se tornou o maior número entre as faixas etárias. Em 2010, os idosos chegaram a 20,6 milhões, ou seja, 10% da população.

Historicamente, a concepção de velhice passou por uma série de transformações, constituindo-se de forma processual. Medeiros (2003) leva-nos a refletir sobre o envelhecimento como um processo pelo qual, inevitavelmente, todos nós passaremos. Segundo a autora, não é possível pensar a vida aos pedaços, nos quais fatos e vivências dos diferentes momentos são considerados isoladamente, atribuindo aos mesmos níveis de importância.

A autora considera que as etapas da vida estão imbricadas em um processo contínuo e que a construção do que somos hoje se dá por meio da aglomeração de conhecimentos e experiências anteriores e da vivência do cotidiano. Para ela, a velhice não é um fato estático, é o resultado e o prolongamento de um "processo" ligado à ideia de mudança, já que mudar é a lei da vida e é um certo tipo de mudança que concretiza o envelhecimento, uma mudança irreversível e desfavorável, ou seja, um declínio (Beauvoir, 1990, p. 17).

Nesse sentido, buscamos, neste capítulo, analisar a relação entre envelhecimento e políticas públicas voltadas para as pessoas em sofrimento psíquico.

ENVELHECIMENTO E POLÍTICAS PÚBLICAS

Segundo Medeiros (2003), o envelhecimento "é um processo que se dá durante toda a nossa história", visto que "o envelhecimento é um processo e a velhice é uma etapa da vida" (p. 188). Para a autora, a percepção da vida enquanto construção possibilita compreender o envelhecimento como processo constituído desde o nascimento, desenvolvido na trajetória particular, bem como na inserção social de cada um em sua individualidade. A autora afirma ainda que o envelhecimento é vivido por cada indivíduo de maneira particular e que "a velhice não é homogênea, não é igual para todos" (p. 189). Essa construção está norteada por fatores culturais. Em cada período histórico, a velhice foi encarada de uma forma diferenciada.

Goldman (2006) entende o envelhecimento como um processo da vida humana que se constitui de forma contínua. Desta forma, para buscar o entendimento do tema, torna-se necessário coadunar diversos fatores. Na visão da autora, o envelhecimento apresenta características distintas de acordo com cultura, tempo e espaço. Estes fatores incidem na maneira como cada sociedade vai perceber a questão do envelhecimento e como cada indivíduo vai vivenciar o seu próprio envelhecer.

Para analisarmos a relação entre envelhecimento e políticas públicas no Brasil, buscamos apreender o percurso político de lutas e as conquistas dos idosos. Compreendemos que o segmento idoso é uma categoria engendrada em conjunturas sócio-históricas (Goldman, 2006). Desta forma, é importante o mapeamento e a análise deste aparato legal para que, posteriormente, possamos averiguar os programas e projetos que estão sendo implementados com o direcionamento de tais leis.

Os direitos dos idosos no contexto brasileiro têm seu início com a Constituição Federal de 1988, no que tange aos princípios fundamentais, como se pode perceber no artigo 3°, inciso IV, e no artigo 5°, que diz respeito aos direitos individuais e coletivos:

- IV – promover o bem de todos, sem preconceitos de origem, raça, sexo, cor, idade e quaisquer outras formas de discriminação;
- V – todos são iguais perante a lei, sem distinção de qualquer natureza, garantindo-se aos brasileiros e aos estrangeiros residentes no País a inviolabilidade do direito à vida, à liberdade, à igualdade, à segurança e a propriedade.

Compreendemos que estas determinações, por si só, seriam suficientes para que todos, sem exceção, pudessem ter acesso à cidadania. Porém, a população idosa recebe um tratamento diferenciado em nossa sociedade e por isso, dentre outros fatores, fez-se necessário estabelecer um aparato legal para que o idoso pudesse ocupar o espaço que lhe cabe como sujeito de direitos.

É importante salientar que o segmento dos idosos adquire visibilidade na agenda pública a partir de embates políticos travados pelos movimentos sociais de idosos que, ao longo de uma trajetória de lutas, obtém ganhos imensuráveis para o conjunto da população idosa. Assim, a luta por direitos vem sendo buscada pelos próprios idosos, buscando o seu espaço e mecanismos associativos por meio de uma série de eventos promovidos para levar ao debate as questões e necessidades dos mesmos (Bruno, 2006, p. 77).

Segundo Goldman (2006), as políticas públicas concernentes aos idosos trilham o mesmo percurso das lutas da classe trabalhadora com a qual o Estado “negocia” procurando oferecer alguns benefícios que busquem, em parte, sanar as necessidades apresentadas, por exemplo, a criação de políticas públicas e leis. Paz (2000, p. 198) afirma que os anos de 1980 e 1990 foram muito produtivos no campo das políticas públicas voltadas para os idosos. Na década de 1990, o tema ganha visibilidade com a veiculação, pela mídia, das informações acerca do crescimento populacional dos idosos e a denúncia de maus-tratos, desrespeito e as precárias condições em que eram mantidos alguns idosos institucionalizados, sem nenhum tipo de infraestrutura, alimentação ou higiene. O autor aponta que uma maior visibilidade só teve início no período dos anos 1990, quando aparece ressaltada, nos dados demográficos, a presença dos velhos no cotidiano. Ao mesmo tempo, foi quando surgiram, também, as primeiras manchetes e matérias sobre a velhice, expostas pela mídia após fatos e/ou tragédias ocorridas com idosos (Paz, 2000, p. 198).

Cabe ressaltar que, como afirma o autor, os movimentos de idosos, em geral, deram-se liderados por algumas entidades, por práticas sociais públicas realizadas por tradicionais instituições como a Legião Brasileira de Assistência (LBA) e diversas unidades do Serviço Social do Comércio (SESC). Desta forma, o movimento dos idosos não alcançou grande visibilidade estando atrelado ao Movimento de Trabalhadores Aposentados.

Paz (2000) aponta que a força do movimento do idoso depende de sua maior presença como ator, de sua organização social e de seu fortalecimento para maior amplitude das articulações e alianças na defesa de seus direitos e de novas conquistas sociais. Percebe-se, com estas questões, a necessidade de organização para requerer ações que preconizem o fim deste descaso e descomprometimento com o qual são tratadas as questões da velhice e a normatização para reestruturação dos serviços que atendem aos idosos.

A Política Nacional do Idoso (PNI – Lei Federal n° 8.842, de 4 de janeiro de 1994) foi uma conquista extremamente relevante para a parcela idosa da população. Garante aos idosos cidadania, direito à vida, defesa de sua dignidade, bem-estar e repúdio à discriminação. Muitas questões amplamente discutidas e requeridas pelo movimento têm a possibilidade, a partir da PNI, de adquirir concretude e visibilidade. O Estatuto do Idoso, Lei 10.741 sancionada em 1° de outubro de 2003, trouxe ganhos imensuráveis para a população idosa no que diz respeito às áreas da cultura, transporte, lazer e trabalho dentre outras coisas. Cabe registrar o avanço que o Estatuto traz em relação às penas e sanções para aqueles que transgridem os direitos garantidos aos idosos.

Em 19 de outubro de 2006, é aprovada a Portaria n° 2.528, que rege a Política Nacional de Saúde da Pessoa Idosa em revisão da Portaria 1395/GM, de 10 de dezembro de 1999, que dispunha sobre a Política de Saúde do Idoso, tendo por finalidade a promoção da autonomia e a independência dos indivíduos idosos. Percebemos que a situação em que se encontra o idoso no Brasil abarca sérias questões que não são produzidas pela ausência da lei. A lei existe; no entanto, o seu descumprimento é contundente e explícito.

Bobbio (1992) afirma que "os direitos ditos humanos são um produto não da natureza, mas da civilização humana; enquanto direitos históricos, eles são mutáveis, ou seja, suscetíveis de transformação e ampliação" (1992, p. 32).

Temos um conjunto de leis que constituem um aparato legal para a proteção e promoção dos direitos dos idosos. A Declaração Universal dos Direitos do Homem, de janeiro de 1948, em seu artigo XXV prescreve:

> *"Toda pessoa tem direito a um padrão de vida capaz de assegurar a si e a sua família saúde e bem-estar, inclusive alimentação, vestuário, habitação, cuidados médicos e os serviços sociais indispensáveis, e direito à segurança em caso de desemprego, doença, invalidez, viuvez, velhice ou, outros casos, de perda dos meios de subsistência fora de seu controle."*

Vislumbramos um horizonte em que estes pressupostos poderão alcançar a concretude para além da beleza das normas jurídicas. É neste sentido que buscamos apreender a complexidade das questões concernentes a esta população heterogênea que, como assinalou Chauí (1994, p.18), "são a fonte de onde jorra a essência da cultura, ponto onde o passado se conserva e o presente se prepara (...)"[3].

ENVELHECIMENTO, POLÍTICAS PÚBLICAS E SOFRIMENTO PSÍQUICO

Diante das problematizações anteriores, buscaremos, inicialmente, contextualizar a questão da prevalência dos chamados "transtornos mentais" em idosos. A partir de então, engendraremos um estudo comparativo dos pressupostos estabelecidos pelas leis que dispõem sobre a Política Nacional do Idoso e a Política Nacional de Saúde Mental, analisando alguns aspectos das políticas públicas implementadas.

No que tange à saúde mental das pessoas idosas, não encontramos, conforme já indicado, uma bibliografia extensa. A associação destes campos parece não ser ainda alvo de muitas elucubrações teóricas. Contudo, a prevalência de idosos em sofrimento psíquico é significativa. Almeida (2002) afirma que com o crescimento no número de pessoas de 60 anos ou mais, a incidência de doenças diversas associadas a esta faixa etária também sofre um acréscimo, dentre as quais estão os transtornos mentais, que acometem em média 25% desta população.

A I Conferência Nacional de Direitos do Idoso, realizada em 2006, em seu texto subsídio, aponta a perspectiva da construção da Rede Nacional de Proteção e Defesa da Pessoa Idosa. Dentre os eixos temáticos apresentados "para um melhor entendimento das questões referentes às estratégias de proteção e

---

[3]Chauí MS. In: BOSI, Ecléa. *Memória e sociedade: Lembranças de velhos.* 3. ed., São Paulo: Companhia das Letras, 1994, p.18.

defesa da pessoa idosa" (p. 7), indica o transtorno mental como um assunto relevante e prevalente entre idosos. Segue um trecho do referido documento:

> *"Quando se fala sobre as doenças presentes na terceira idade, é importante lembrar a parcela que cabe aos transtornos mentais. Em 1997, internações psiquiátricas na faixa etária de 60 anos ou mais apareciam entre as dez primeiras causas de internação (...). Para se ter uma ideia da magnitude do problema, observe-se o exemplo da maior cidade do Brasil. (...) Se forem consideradas as prevalências acima, ou seja, que por volta de 30% da população idosa apresenta algum tipo de transtorno mental, esse município contaria atualmente com, aproximadamente, 240.000 idosos apresentando problemas psiquiátricos."*

Assim, o envelhecimento constitui-se como um fator de risco para o desenvolvimento de transtornos mentais, como demências, depressão, comprometimento cognitivo, fobias e transtorno por uso abusivo de álcool[4]. É importante ressaltar que algumas características biopsicossociais não são consideradas como doenças e podem ser encontradas em idosos com um quadro de saúde favorável.

Groisman (2014) afirma que um aspecto que deve ser destacado é o crescimento acentuado do número de pessoas com 80 anos ou mais, afirmando que justamente a partir dessa idade aparecem de forma mais preponderante os quadros de adoecimento e/ou dependência de cuidados dos idosos. Para o autor, os principais transtornos mentais entre os idosos são a depressão e as demências.

De acordo com Almeida (2002), existem características específicas apresentadas por indivíduos idosos acometidos por algum tipo de transtorno. O autor ressalta que "os transtornos mentais em idosos estão associados a fatores predisponentes, precipitadores e perpetuadores típicos do envelhecimento (por exemplo: doença física concomitante, isolamento social, perdas, uso de múltiplas medicações etc.)" (p.1).

Figueiredo (2002) versa sobre as condições que podem ser desencadeadoras de sofrimentos psíquicos em idosos. A compreensão das dimensões socioeconômicas, nas quais estão inseridas estes idosos, pode ser considerada, portanto, extremamente relevante. Somos instigados a indagar a realidade social acerca do papel assumido por este grupo de pessoas passíveis às sequelas geradas pela ordem societária que vige em nossos dias.

---

[4]Informações colhidas em site: ABC da Saúde e prevenção. Transtornos Mentais em Idosos. Publicado em 01/11/2001, revisado em 30/11/2006 e acessado em 21/05/2007. (www.abcsaude.com.br).

Desta forma, percebemos que os idosos portadores de transtornos psíquicos poderiam ser classificados como duplamente atingidos pela conjuntura de desigualdade maciça e o despojo dos direitos historicamente conquistados. O velho e louco em nossa sociedade são preteridos e estigmatizados, e quando associadas estas duas condições, a exclusão é ainda mais violenta. Tais questões levariam a um estado de agravamento dos distúrbios mentais dos mesmos.

A exposição dos idosos a estas circunstâncias, afirma Figueiredo (2002), propicia estados de estresse que podem ser prejudiciais. Dentre os oito fatores que a autora aponta como influenciadores no grau de saúde mental do idoso (Figueiredo, 2002), no presente estudo, destacamos quatro, apesar de não desconsiderarmos, como ressalta Figueiredo, "a multiplicidade de fatores causais envolvidos" (p. 810). São eles: a aposentadoria, a privação de sua autonomia, privações sociais e obrigação de permanência em estruturas limitantes.

Para muitos idosos a aposentadoria traz consigo um estigma. Acreditamos que junto com a esperança da construção de uma nova vida depois de anos de dedicação ao seu trabalho, vem o cunhar da inatividade, caracterizada pela perda da função produtiva. Tendo iniciado-se muito cedo no mundo do trabalho, homens e mulheres, embora de forma diferenciada, passam por mudanças ao se verem desligados desta rotina, precisam repensar a vida e buscar atividades que substituam as horas que passavam em seus empregos.

Com isso, alguns fatores podem ser agravantes de comprometimentos psíquicos a que sejam acometidos, por exemplo, perda do reconhecimento vinculado ao desenvolvimento da atividade laborativa, falta das relações sociais estabelecidas no âmbito do trabalho, as dificuldades encontradas no espaço familiar e as condições financeiras desfavoráveis dada a diminuição da renda, entre outros. Beauvoir (1990) aponta que o processo de envelhecimento traz aos trabalhadores, que já viviam em condições de exploração, uma situação de grande pobreza em circunstâncias de moradia deploráveis, ocasionando, muitas vezes, um sentimento de declínio e ansiedade. A autora afirma que estas questões acabam por incidir sobre a saúde dos mesmos e que as doenças mentais, em muitos casos, são forjadas por tais condições de vida.

No que tange à privação de sua autonomia, Figueiredo (2002) descreve especificamente a questão do tolhimento da liberdade dos idosos por seus familiares, muitas vezes na intenção de "protegê-los", como um fator de influência sobre a questão da saúde mental dos mesmos. Consideramos importante incluir aqui a questão da dependência. Para o idoso que necessita de cuidados e auxílio para o desenvolvimento de suas atividades cotidianas, ser velho significa, muitas vezes, "depender dos outros para tudo"[5]. Esta percepção da velhice pelos próprios idosos pode propiciar um sentimento de deslocamento e, até mesmo, quadros depressivos.

---

[5]Depoimento de um homem de 70 anos apresentado em MERCADANTE, 2003, p. 58.

Outro aspecto relevante apresentado por Figueiredo (2002) se refere às privações sociais, onde estão inscritos os lutos e o rompimento de relações pessoais ou profissionais. Acreditamos, neste sentido, que as relações norteadas pela produção capitalista ao afastar as pessoas mais velhas do convívio social e das possibilidades de interação, integração e interatividade acaba por contribuir para o isolamento e o desenvolvimento de sofrimentos psíquicos.

Por fim, destacamos a obrigação de permanência em estruturas limitantes para compreendermos a existência de questões econômicas, sociais e psíquicas, entre outras, que podem desencadear distúrbios psiquiátricos em idosos. A autora afirma que ambientes como as instituições hospitalares, dadas suas estruturas normativas, possibilitam reações como tensão, ansiedade e angústia.

Um trabalho interessante intitulado "Estudo comparativo sobre a prevalência de sintomas depressivos em idosos hospitalizados, institucionalizados e residentes na comunidade"[6], realizado com 90 idosos do município de Maringá, no estado do Paraná, constitui-se um exemplo que corrobora a afirmação da autora acima referida. Neste trabalho, foi constatado o alto índice de sintomas de depressão entre pessoas idosas hospitalizadas (56,67%) e institucionalizadas (60%) e, em comparação com os idosos residentes em domicílios, que apresentaram uma taxa de 23,34%, esta porcentagem torna-se bastante significativa.

O referido estudo aponta ainda que, em relação à questão do suicídio, existem significativas diferenças entre os idosos asilados, hospitalizados e residentes no domicílio no que diz respeito à apresentação de ação, desejo ou a busca pelo suicídio. Em idosos asilados, a prevalência destes quadros foi de 33,3%. Além disso, em todas as faixas de idade, o suicídio é mais comum nas pessoas idosas, sendo responsável por 3% das causas de morte entre os mesmos.

Os dados apresentados são importantes para que venhamos a pensar as condições a que os idosos que desenvolvem algum tipo de transtorno mental são submetidos nestas instituições e até que ponto as mesmas atendem as suas demandas e especificidades. As leis que regem as políticas de saúde do idoso e de saúde mental promulgam uma série de pressupostos e direcionamentos para o desenvolvimento e regimento das ações implementadas no campo, destacando-se a questão da participação social e da institucionalização.

A Política Nacional de Saúde Mental propõe a criação de serviços alternativos ao modelo manicomial, e prevê a rede de cuidados na comunidade[7] como parte integrante do Sistema Único de Saúde (SUS), constituindo-se de: Serviços Residenciais Terapêuticos (STR), Centros de Convivência, Ambulatórios de

---

[6]Porcu M *et. al.*, 2002.

[7]Ver: BRASIL, Ministério da Saúde. Secretaria de Atenção à Saúde. DAPE. Coordenação Geral de Saúde Mental. *Reforma Psiquiátrica e política de Saúde Mental no Brasil*. Documento apresentado à "Conferência Regional de Reforma dos Serviços de Saúde Mental: 15 anos depois de Caracas". OPAS. Brasília, 2005.

Saúde Mental, hospitais gerais e os Centros de Atenção Psicossocial (CAPS), que possuem papel estratégico na reforma psiquiátrica brasileira.

Dentre as muitas questões que se podem elencar para discutir a temática aqui presente, destacamos três que, possivelmente, poderão contribuir para o debate e a reflexão sobre as questões que envolvem as políticas públicas e como elas incidem sobre a cidadania do idoso em sofrimento psíquico.

A primeira questão diz respeito à institucionalização. Indagamos qual seria o lugar do idoso usuário de serviços psiquiátricos, uma vez que os serviços de natureza geriátrica previstos nas modalidades da lei podem não ser capazes de abarcar as demandas de idosos portadores de transtornos psíquicos graves. Em contrapartida, os serviços psiquiátricos, talvez a grande maioria, não estariam preparados para atender às especificidades trazidas pelo processo do envelhecimento.

A segunda questão a ser destacada é que se a saúde mental tem por direcionamento a reforma psiquiátrica com seu processo de desinstitucionalização, e a política de saúde voltada aos idosos, apesar de privilegiar o convívio familiar, prevê uma série de atendimentos "institucionalizantes", como é o caso das Instituições de Longa Permanência (ILP). Assim, como fica o indivíduo idoso em meio a estas leis com direcionamentos que, se não divergentes, são pelo menos um tanto conflitantes?

A terceira e última questão que queremos levantar é a da cidadania, que se constitui de direitos civis, políticos e sociais. Segundo Rezende (2006), a criação de serviços que atendessem às necessidades sociais dos indivíduos por parte do aparelho do Estado surgiu como uma resposta às pressões postas pelas reivindicações do movimento de trabalhadores operários. A autora afirma que a eclosão das lutas dos trabalhadores por melhores condições de vida e trabalho ocorreu a partir da requisição da cidadania política, pois a consolidação do modo de produção capitalista, e o seu aprofundamento por meio dos monopólios, levou os trabalhadores a uma condição deplorável de miséria e eles, através da escolha de seus governantes, pelo voto, poderiam buscar melhoria na qualidade de vida. De acordo com a autora, é o acesso à cidadania social que torna possível garantir direitos civis como a vida e a liberdade. Rezende utiliza-se do exemplo da saúde, uma vez que o acesso a serviços de saúde garante, em certa medida, o direito civil à vida.

Portanto, o direito à liberdade também pode ou não ser qualificado pelos direitos sociais previstos na Constituição – como: educação, saúde, trabalho, moradia, lazer, segurança e previdência social – a medida em que os indivíduos tenham a possibilidade de alcançá-los pelos serviços. No caso dos idosos portadores de transtornos mentais, muitos dependentes de cuidados em seus domicílios; institucionalizados em "asilos domiciliares" (idosos que permanecem reclusos em suas próprias casas por seus familiares), ILP's ou instituições psiquiátricas sem o atendimento adequado às suas demandas. Nesse contexto, é preciso pensar como possibilitar o acesso dos idosos aos seus direitos sob a perspectiva de que são cidadãos e sujeitos ativos nesse processo e não apenas o alvo ou mesmo objetos das políticas públicas de saúde mental.

CONSIDERAÇÕES FINAIS

Neste capítulo, buscamos problematizar o envelhecimento enquanto processo, em sua necessária perspectiva histórica, relacionada aos aspectos culturais, políticos e econômicos que atravessam a inserção dos idosos na sociedade. Entendemos o envelhecimento não como uma etapa isolada da vida, mas como etapa totalmente integrada à vida, na medida em que a vida não é estática, mas muda a todo momento, sendo o envelhecimento uma importante mudança, que demanda cuidado, políticas públicas e programas voltados ao campo da saúde mental.

Quanto à relação entre envelhecimento e políticas públicas, destacamos que, embora os idosos estejam participando das mudanças relativas aos seus direitos (criação de leis, programas, políticas etc.), muitas vezes essa participação acontece de modo tutelado pelas instituições. Buscamos analisar e reforçar neste capítulo a importância dos idosos terem uma participação ativa na luta pelas mudanças necessárias na área da saúde mental, relacionadas às suas demandas, seus direitos, ou seja, suas vidas.

Quanto às questões relacionadas à saúde mental dos idosos e à implementação e efetivação ou não de políticas públicas, alguns problemas precisam ser pensados, como: a institucionalização x desinstitucionalização, o exercício da cidadania por pessoas em alto grau de dependência, os chamados "transtornos mentais" e a relação desses com o próprio sofrimento dos idosos institucionalizados e desvinculados de suas famílias.

Assim, buscamos incentivar a reflexão acerca dessas questões, para que não apenas sejam criadas políticas públicas para idosos em sofrimento psíquico, entendendo que esses idosos devem ser alvos ou mesmo objetos dessas políticas, mas que sejam criados espaços possíveis de participação desses idosos, no sentido da construção e implementação de políticas públicas que, de fato, atendam aos seus interesses, necessidades e desejos.

Devemos considerar que, como já abordado neste capítulo, os idosos são parte significativa da população brasileira, e este número tem se mostrado de forma crescente, ou seja, temos uma população gradativamente mais envelhecida, e sabemos que é justamente nesta etapa da vida que as debilidades físicas e psíquicas se fazem presentes; portanto, nada é mais importante do que o investimento em políticas públicas voltadas para a qualidade de vida da população idosa.

Desta forma, estaremos de fato respeitando o envelhecimento, ao abordá-lo enquanto um processo, em suas construções e relações produzidas e reproduzidas durante a vida. Para tanto, afirmamos a relevância em tratá-los enquanto sujeitos de direitos, partícipes desta sociabilidade, possibilitando a continuidade de uma trajetória, de marcos na luta pela elaboração e implementação de políticas públicas nas quais o objetivo seja a valorização, o bem-estar e a melhoria da qualidade de vida desses sujeitos.

REFERÊNCIAS BIBLIOGRÁFICAS

ABC da Saúde e prevenção [internet]. Transtornos Mentais em Idosos [acesso em 21 maio 2007]. Disponível em: www.abcsaude.com.br.

Almeida OP. Psiquiatria geriátrica: o que existe por trás do nome? *Revista Brasileira de Psiquiatria* 2002;4(Supl 1).

Beauvoir S. *A velhice*. Tradução de Maria Helena Franco Monteiro. Rio de Janeiro: Nova Fronteira; 1990. p.7-51.

Bobbio N. A Era dos Direitos. Rio de Janeiro: Campus; 1992. p.25-47.

Bosi, E. Memória e sociedade: lembranças de velhos. 3.ed. São Paulo: Cia. das Letras; 1994.

Brasil, Constituição (1988). Constituição da República Federativa do Brasil. Brasília, DF: Senado Federal; 1988.

______. Decreto n. 1.948, de 3 de julho de 1996. Regulamenta a Lei 8.842 de janeiro de 1994, que dispõe sobre a Política Nacional do Idoso, e dá outras providências.

______. Lei n.10.741 de 1° de outubro de 2003. Estatuto do Idoso.

______. Lei n.10.216, de 6 de abril de 2001. Dispõe sobre a Política Nacional de Saúde Mental.

______. Lei n. 8.842 4 de janeiro de 1994. Política Nacional do Idoso.

Bruno MRP. Cidadania não tem idade. In: *Revista Serviço Social e Sociedade*, 2003 Out;75(24).

Declaração Universal dos Direitos Humanos. Adotada e proclamada pela Resolução 217 A (III) da Assembleia Geral das Nações Unidas em 10 de dezembro de 1948.

Figueredo SCS *et al.* Saúde Mental e envelhecimento. In: Freitas Elizabete Viana de. (Orgs.). Tratado de Geriatria e Gerontologia. Rio de Janeiro: Guanabara Koogan; 2002, p.808-812.

Goldman SN. As dimensões sociopolíticas do envelhecimento. In: Py L *et al.* Tempo de envelhecer: percursos e dimensões psicossociais. 2.ed. São Paulo: Editora Setembro; 2006, p.340

Groisman D. Saúde Mental e Envelhecimento: um passo necessário para as políticas públicas. In: Jorge MA, Carvalho MC, Silva PR. Políticas e cuidados em saúde mental: contribuições para a prática profissional. Rio de Janeiro: Fiocruz; 2014.

Medeiros SAR. Como pensar a vida. In: *Revista Serviço Social e Sociedade* 2003 Out;24(57). n.75, ano 24, out. 2003.

Mercadante, E F. Velhice: a identidade estigmatizada. In: *Revista Serviço Social e Sociedade* 2003 Out;75(24).

Ministério da Saúde. Secretaria de Atenção à Saúde. DAPE. Coordenação Geral de Saúde Mental. Reforma Psiquiátrica e política de Saúde Mental no Brasil. Documento apresentado à Conferência Regional de Reforma dos Serviços de Saúde Mental: 15 anos depois de Caracas. OPAS. Brasília, DF: O Ministério; 2005.

Ministério da Saúde. Secretaria de Atenção à Saúde. DAPE. Saúde Mental no SUS: acesso ao tratamento e mudança do modelo de atenção. Relatório de Gestão 2003-2006. Ministério da Saúde. Brasília, DF: O Ministério; 2007.

Ministério da Saúde. Portaria n. 2.528, de 19 de outubro de 2006. Política Nacional de Saúde da Pessoa Idosa.

______. I Conferência Nacional de Direitos do Idoso. Construindo a Rede Nacional de Proteção e defesa da pessoa idosa – RENADI. Texto Base.

______. Presidência da República. Subsecretaria de Direitos Humanos, Conselho Nacional dos Direitos do Idoso, 23 a 26 de maio de 2006.

Paz SF (Org.). Envelhecer com cidadania: quem sabe um dia? Espelho... espelho meu! Ou das imagens que povoam o imaginário social sobre a velhice e o idoso. Rio de Janeiro: CBCISS, ANG/Seção Rio de Janeiro, 2000.

Porcu M *et al.* Estudo comparativo sobre a prevalência de sintomas depressivos em idosos hospitalizados, institucionalizados e residentes na comunidade. *Acta Scientiarum* 2002;24(3):713-17.

Quintana M. *Quintana de bolso*/Mario Quintana. Porto Alegre: L&PM; 2007, p.55

Rezende I. Serviço Social e sua especificidade como profissão prática interventiva. In: ______, Cavalcanti LF. Serviço Social e Políticas Sociais. Rio de Janeiro: Editora UFRJ; 2006.

Parte II Espaços Institucionais: na Contramão da Trajetória

"A idade não é decisiva; o que é decisivo é a inflexibilidade em ver as realidades da vida, e a capacidade de enfrentar essas realidades e corresponder a elas interiormente."

Max Weber

Espaço Social da Velhice Institucionalizada: Estigmas, Significado e Significantes

Sandra Rabello de Frias

> *"No trágico poema do grego Sófocles (496 a 406 a.C.), Édipo, Rei de Tebas, foi expulso de seu povoado, a seu próprio pedido, ao descobrir que havia sido assassinado seu próprio pai e tinha como esposa sua própria mãe. Diante da situação de 'expatriado' solicitou asilo a Teseo, Rei de Atenas, que o aceitou, tratando-o com igualdade e dignidade."*

É de causar preocupação as histórias e o passado vividos por sujeitos que envelheceram e hoje não contam com apoio das famílias, do Estado e da sociedade, e por isso vivem em instituições cujo presente não existe, e apenas o passado sobrevive na memória destes indivíduos.

A velhice faz parte de toda a história da evolução humana e seu conceito para diferentes sociedades vem sempre carregado de significados depreciativos, como: decadência, senilidade, fragilidade, tristeza, depressão, sofrimento e morte. Vale ressaltar que estes significados variam de cultura para cultura e contextualizações históricas (Beauvoir, 1990). Pode-se afirmar que, ao longo da história da humanidade, não existiu uma concepção que defina de fato a velhice, mas foi no século XIX que a definição de velhice ganhou respaldo científico em detrimento dos avanços da Medicina, que aprofundou, nesta época, os estudos sobre as enfermidades.

No século XX, a velhice foi conceituada por intermédio de disciplinas como Gerontologia e Geriatria. A sociedade contemporânea reafirma o estigma da velhice, por meio de representações construídas no imaginário dos sujeitos. Ao nos reportarmos aos escritos de Lacan (1985), poderemos aprofundar melhor o conceito de velhice, pois a representação inconsciente da velhice poderá apresentar diferentes significantes, diferentemente das representações sociais construídas a partir do significado, considerando os dogmas, culturas, crenças e a imposição do capital sobre valores e costumes. A mídia também impõe um controle ideológico sobre a velhice na contemporaneidade. Ela dita comportamentos, modismos, atitudes e aversão às representações sociais da velhice analisadas pelo viés do envelhecimento normal e patológico.

Conforme Coelho e Monteiro (2010), é impossível precisar o significado do "normal" e do "patológico" para indivíduos considerados "simultaneamente", "ou seja, valendo-se de médias, pois ao apresentar a doença num determinado caso, em outra esta poderá não ser entendida como patologia" (Coelho; Monteiro, 2010, p. 186).

Segundo Canguilhem (2011), patologia ou doença é entendida como a incapacidade do indivíduo de exercer a "normatividade biológica" na vida, ou seja, estar impossibilitado de organizar uma relação relativamente segura com o meio. "Portanto, devemos dizer que o estado patológico ou anormal não é consequência da ausência de qualquer norma. A doença é ainda uma norma de vida, mas uma norma inferior, no sentido que não tolera nenhum desvio das condições em que é válida, por ser incapaz de se transformar em outra norma" (Canguilhem, 2011, p. 127).

A velhice é um processo que varia de indivíduo para indivíduo e pode apresentar durante este percurso diversas situações durante a existência humana. São vários os aspectos intrínsecos ao processo de envelhecimento. Do ponto de vista da fisiologia, por exemplo, tal condição está associada à diminuição de capacidade funcional. Ainda sobre outros aspectos, o envelhecimento apresenta mudanças biológicas, psicológicas e sociais. Contudo, não devemos considerar este processo como homogêneo para todos os indivíduos.

Papaléo Netto (1996) entende que o envelhecimento (processo), a velhice (fase da vida) e o velho ou idoso (resultado final) são um conjunto cujos componentes se relacionam. Por conseguinte, "o envelhecimento é conceituado como um processo dinâmico e progressivo, no qual há modificações morfológicas, funcionais, bioquímicas e psicológicas" (Papaléo Netto, 1996). Todas essas modificações determinam o "grau da perda da capacidade de adaptação do indivíduo ao meio ambiente, ocasionando maior vulnerabilidade e maior incidência de processos patológicos que terminam por levá-lo à morte" (Papaléo Netto, 1996).

Entendemos, portanto, que as manifestações somáticas da velhice, que é a última fase do ciclo da vida – as quais são caracterizadas por redução da capacidade funcional, calvície e redução da capacidade de trabalho e da resistência, entre outras –, associam-se a perda dos papéis sociais, solidão e perdas psicológicas, motoras e afetivas.

IMAGINÁRIO E AS REPRESENTAÇÕES SOCIAIS DA VELHICE

De acordo com Moscovici (1978, 1981, 2004), as representações sociais permitem a compreensão do mundo, e é por seu intermédio que os grupos constroem e compartilham um conjunto de conhecimentos, conceitos e explicações sobre um determinado tema nas suas relações cotidianas. Essas representações são partilhadas pelas pessoas, influenciando-as e significam a circulação de todos os sistemas de classificações, todas as imagens e todas as descrições, mesmo as científicas.

Com base nesse pressuposto de Moscovici, discorro sobre envelhecer em uma sociedade contemporânea que insiste em valorizar a juventude e para a qual o significado do envelhecimento deve estar em um mundo muito distante do real. As consequências negativas do ingresso na aposentadoria definem de forma muito cruel o processo social do envelhecimento. O imaginário da velhice estigmatizada sempre esteve presente no inconsciente das pessoas desde a infância, passando pela juventude, maturidade, até chegarem, elas mesmas, à velhice de fato. Sendo assim, não se define o lugar da velhice como processo contínuo da vida, livre dos rebatimentos sociais e dos conceitos nefastos com os quais a sociedade convive, ao pensar na última fase da existência humana como parte integrante do curso de vida.

No imaginário negativo da velhice, aspectos relacionados às doenças incapacitantes e limitações de toda ordem, somados à mudança da imagem, contribuem para a exclusão dos velhos na sociedade. E é, neste contexto, que surgem as instituições de abrigamento de velhos. Alcântara (2004) elucida-nos que a criação de tais locais não é um fenômeno recente, informando que o Cristianismo foi pioneiro no amparo aos velhos: "Há registro de que o primeiro asilo foi fundado pelo Papa Pelágio II (520-590), que transformou a sua casa em um hospital para velhos" (Alcântara, 2004, p. 149). Partindo de uma perspectiva etimológica, "asilo" provém do grego *asylon* e da palavra latina *asylum*, que significa refúgio, local de amparo, proteção e abrigo contra danos de qualquer natureza. Esta noção conceitua a inviolabilidade como característica reconhecida do espaço em que o instituto é formado.

Na contemporaneidade, os asilos de velhos são definidos como casas de assistência social, onde são institucionalizadas pessoas que, geralmente, apresentam fragilidades em seu processo de envelhecimento, que passam por algum rompimento de laços afetivos ou que não podem ser cuidadas por seus familiares. Apesar dos avanços nos debates acerca do processo de envelhecimento, os asilos continuam sendo preteridos pelo imaginário social como a última opção de cuidado ao idoso. Isso porque trazem, em sua essência, um estigma permeado pela história da sociedade. Com o implemento de algumas políticas públicas no Brasil, criou-se uma nomenclatura para definir as várias denominações dadas às instituições de abrigamento de idosos: hoje as instituições que acolhem idosos são definidas pela Legislação como estabelecimentos de atendimento integral.

CENÁRIO DAS INSTITUIÇÕES BRASILEIRAS

No tocante à norma legal para ILPI são necessários alguns documentos, conforme roteiro de atuação do Ministério Público do Estado do Rio de Janeiro:

A) Estatuto registrado, caso seja associação, ou escritura pública/testamento, caso seja fundação, ou contrato social, caso seja sociedade empresária (arts. 45,985 e 1150 do Código Civil e arts. 114 a 121 da Lei Federal 6.015/73).

B) Alvará de localização e funcionamento (ao menos provisório) fornecido pelo município onde está situada a ILPI.
C) Laudo do Corpo de Bombeiros (CB) retirado após avaliação do quartel do CB próximo à instituição, conforme item 4.7.5 da Resolução ANVISA/rdc283/2005.
D) Licença ou Alvará Sanitário concedido pela Vigilância Sanitária (VISA) municipal (art. 48, parágrafo único, do Estatuto do Idoso e Resolução ANVISA/RDC283/205, item 4.5.1).
E) Inscrição de seus programas junto ao Conselho Municipal da pessoa idosa (CMDI ou CMI, conforme o município. Art. 48, parágrafo único, do EI e Resolução ANVISA/RDC 283/2005, ITEM 4.5.1).
F) Caso seja entidade de assistência social, deverá estar inscrita no Conselho Municipal de Assistência Social, nos termos da Lei Federal 8.742/93.

Vale a pena nos debruçarmos sobre os princípios da Portaria 73/2001. Este documento propõe ações norteadoras e debates acerca do funcionamento de instituições de longa permanência para idosos. A portaria MPAS/SEAS 73, de 10 de maio de 2001, traz em seu bojo as normas de funcionamento de serviços de atenção ao idoso no Brasil e trata de diversas modalidades de atendimento à pessoa idosa, entre elas: a) residência temporária; b) família natural; c) família acolhedora; d) república; d) centro de convivência; e) centro-dia; d) casa-lar; e) assistência domiciliar/atendimento asilar e atendimento integral institucional.

Para elucidar melhor a análise do modelo de uma instituição de atendimento integral à pessoa idosa, extraímos algumas considerações da portaria MPAS/SEAS 73, de 10 de maio de 2001, "Modelo para financiamento de projetos de atenção à pessoa idosa/Modalidade do projeto: atendimento integral institucional".

Definição

Atendimento integral institucional é aquele prestado em uma instituição asilar, prioritariamente aos idosos sem famílias, em situação de vulnerabilidade, oferecendo-lhes serviços na área social, psicológica, médica, de fisioterapia, de terapia ocupacional, de enfermagem, de odontologia e outras atividades específicas para este segmento social.

Tratam-se de estabelecimento com denominações diversas, correspondentes aos locais físicos equipados para atender pessoas com 60 anos ou mais, sob regime de internato, mediante pagamento ou não, durante um período indeterminado e que dispõe de um quadro de recursos humanos para atender às necessidades de cuidados com assistência, saúde, alimentação, higiene, repouso e lazer dos usuários, e desenvolver outras atividades que garantam qualidade de vida. São exemplos de denominações: abrigo, asilo, lar, casa de repouso, clínica geriátrica e ancianato.

Estes estabelecimentos poderão ser classificados segundo as modalidades, observando-se a especialização de atendimento.

Modalidade I

É a instituição destinada a idosos independentes para atividades de vida diária (AVD), ainda que necessitem do uso de algum equipamento de autoajuda, isto é, dispositivos tecnológicos que potencializam a função humana, como andador, bengala, cadeira de rodas, adaptações para vestimenta, escrita, leitura, alimentação, higiene etc. Nesses espaços, a capacidade máxima recomendada é de 40 pessoas, com 70% de quartos para quatro idosos e 30% para dois idosos.

Modalidade II

É a instituição destinada a idosos dependentes e independentes que necessitam de auxílio e de cuidados especializados e que exijam controle e acompanhamento adequado de profissionais de saúde. Não serão aceitos idosos portadores de dependência física acentuada e de doença mental incapacitante. Capacidade máxima recomendada para esse tipo de instituição: 22 pessoas, com 50% de quartos para quatro idosos e 50% para dois idosos.

Modalidade III

É a instituição destinada a idosos dependentes que requeiram assistência total, ou, no mínimo, em uma atividade da vida diária (AVD). Necessita de uma equipe interdisciplinar de saúde. Capacidade máxima recomendada: 20 pessoas, com 70% de quartos para dois idosos e 30% para quatro idosos.

Objetivo

O atendimento integral institucional visa garantir aos idosos em estado de vulnerabilidade serviços de atenção biopsicossocial, em regime integral, de acordo com as suas necessidades, priorizando, sempre que possível, o vínculo familiar e a integração comunitária.

Público-Alvo

Idosos dependentes e ou independentes em estado de vulnerabilidade social, com e ou sem vínculo familiar, que não dispõe de condições de permanecer em sua família ou em seu domicílio.

Rede de Parceria/Ações Articuladas

Ministério da Previdência e Assistência Social (SEAS), Ministério da Saúde Secretarias Estaduais e Municipais de Saúde, de Assistência Social ou congênere, famílias, universidades, organizações não governamentais, voluntários e outros.

Forma de Manutenção

Termo de cooperação técnica e financeira interministerial e intergovernamental, conforme especificidade e competência de cada área de atuação.

Grade de Atividades

Atendimento e apoio individual e sociofamiliar. Atendimento biopsicossocial aos idosos, de acordo com suas necessidades. Atividades lúdicas, sociais, esporte, laborativas, produtivas e de integração social. As atividades deverão sempre ser planejadas em parceria e com a participação efetiva dos idosos, respeitando as demandas e os aspectos socioculturais do idoso e da região onde está inserido.

A Portaria SEAS n. 73, de 10 de maio de 2001, encontra-se disponível a descrição adequada para o funcionamento dos equipamentos destinados a receber a pessoa idosa.

DESCRIÇÃO DE EQUIPAMENTOS

Os equipamentos indicados a seguir serão adaptados de acordo com as necessidades das instituições a serem instaladas ou revitalizadas, bem como de acordo com o público-alvo a ser atendido.

A) Dormitório.
B) Refeitório – cozinha.
C) Enfermaria.
D) Lavanderia.
E) Outros.
F) Fisioterapia.
G) Terapia ocupacional.

NECESSIDADES DE CONFORTO E DE ACESSIBILIDADE

Características Gerais

As instituições de atendimento integral institucional devem estar localizadas dentro da malha urbana, com facilidade de acesso por transporte coletivo e, preferencialmente, próximo à rede de saúde, comércio e demais serviços da vida da cidade (posto médico, hospitais, supermercado, farmácia, padaria, centros culturais, cinemas etc.), favorecendo a integração do idoso, independente e mesmo dependente, à comunidade do entorno. Portanto, não devem ser pensadas como local de isolamento, inviolável ao contato com a vida urbana nem como espaço de uniformização e despersonalização da vida de seus usuários. Como é um local de moradia, deve prever, na medida do possível, a participação dos usuários na qualificação individualizada dos ambientes, especialmente naqueles mais íntimos e reservados – os dormitórios, por exemplo.

Além disso, o projeto da instituição deve contemplar o uso de elementos que atuem de forma positiva sobre a memória física e afetiva dos idosos e em suas relações com o novo espaço – o aprendizado desse novo espaço deve ser facilitado pela inclusão de objetos que sejam capazes de resgatar antigos hábitos, experiências e recordações e trazê-los para o cotidiano atual dos usuários.

Áreas Externas (Áreas de Estar no Jardim e Caminhos)

- O terreno deve ser preferencialmente plano e, se inclinado, dotado de escadas e rampas para vencer os desníveis.
- Devem ser previstas áreas verdes (com caminhos e bancos), *solarium*, locais para jardinagem e outras atividades ao ar livre, sendo que as referidas áreas devem ser adequadas ao terreno disponível para a instalação da instituição.
- Sobre o total do terreno livre de construção devem ser contemplados 15% de área de solo permeável.
- Os locais destinados à jardinagem e hortas devem ser providos de canteiros elevados (como se fossem mesas, com altura indicada da parte superior de 0,70 m) para possibilitar seu manuseio por pessoas sentadas.

Pisos Externos e Internos (Inclusive de Rampas e Escadas)

- Devem ser de fácil limpeza e conservação, antiderrapantes, uniformes e contínuos (com ou sem juntas), dotados de faixa tátil (com 0,40 m de largura e variação de textura e cor), especialmente demarcando mudanças de nível, quando houver.
- No caso do acesso à edificação, a escada e a rampa deverão ter, no mínimo, 1,50 m de largura.

Corredores

- Devem ter largura mínima de 1,50 m e ser dotados de corrimão de ambos os lados, com dimensões conforme especificações da NBR9050/ABNT.
- Para possibilitar melhor orientação, podem ser previstas áreas de descanso intermediárias, variação de revestimento e cor nas paredes e portas.

Elevador

- Conforme especificações da NBR 7192/ABNT.

Esteira Rolante ou Plataforma Móvel

- Conforme especificações da NBR 9050/ABNT.

Portas de Entrada

- Devem ser de abrir para fora, com dobradiças verticais e mecanismo de abertura com comando de alavanca ou automático (célula fotoelétrica, por exemplo), com vão livre igual ou maior que 0,80 m (é mais indicada a previsão de porta com 1,30 de vão livre, com um pano de 0,80 m e outro de 0,50 m a ser utilizado apenas quando necessário), protegidas das intempéries, com soleira sem desnível e dotadas de iluminação externa sobre a guarnição superior.
- Devem ser previstas, no mínimo, duas portas de acesso, sendo uma exclusivamente de serviço.

Áreas Internas

- Devem ser dotadas de boa iluminação artificial e natural e ventilação natural respeitando às características regionais.
- Deve ser considerado que a luz solar direta pode causar deslumbramentos e sombras muito marcadas que geram distorções na avaliação da distância e da perspectiva, sendo mais aconselhável uma iluminação difusa e, sobre planos de trabalho e leitura, a previsão de iluminação artificial direta.
- Todas as áreas internas devem ser dotadas de luz de vigília, campainhas para emergência e sistema de segurança/prevenção de incêndio e detectores de fumaça, com previsão de rápido e seguro escoamento de todos os residentes.
- Além das demais especificações constantes na NBR 9050/ABNT, os interruptores e tomadas devem ser luminosos e com mecanismo de controle e variação da intensidade da luz.
- É indicada a colocação de mais de uma lâmpada por ambiente para evitar a possibilidade de escuridão total no caso de "queima".
- A pintura deve ser executada com tintas laváveis e cores claras, sendo aconselhada a utilização de protetores nas paredes e portas até a altura de 0,40 m do piso, com materiais resistentes a batidas para diminuir a deterioração dos espaços.
- Deve ser garantida a instalação de um telefone público dotado de regulador de volume no auricular.

Portas

- Devem ter vão livre igual ou maior que 0,80 m (é mais indicada à previsão de porta com 1,30 de vão livre, com um pano de 0,80 m e outro de 0,50 m a ser utilizado apenas quando necessário), sendo preferencialmente de correr (com trilhos embutidos no piso) ou de abrir com dobradiças verticais, dotada de comando de abertura de alavanca ou automática (tipo célula fotoelétrica).
- É indicada a utilização de cores contrastantes em relação à parede bem como luz de vigília permanente sobre a guarnição superior para facilitar a identificação.
- As áreas de aproximação devem ser conforme especificações da NBR 9050/ABNT.

Janelas

- Devem ter peitoris de 0,70 m para melhorar a visibilidade, corrimão suplementar com 0,90 m do piso para maior segurança e comando de abertura de alavanca.
- É indicada a utilização de cores contrastantes em relação à parede para facilitar a identificação.

Recepção e Demais Salas de Convivência, de Atividades Coletivas ou Individuais, de Atendimento, de Meditação

- Devem ser projetadas para melhorar e estimular a socialização dos usuários, também prevendo espaços que respeitem a privacidade dos indivíduos, possibilitando vivências em separado e contatos com a família.
- Devem prever espaço livre mínimo de 0,80 m para circulação entre mobiliário e paredes.
- Devem ser guarnecidas de corrimão junto às paredes, conforme especificações da NBR 9050/ABNT, executado de forma a torná-lo contrastante em relação à parede onde for fixado (seja pela cor ou pelo material utilizado) para fácil e rápida identificação e utilização.

Mobiliários (Mesas, Cadeiras e Poltronas com Apoio nos Braços, Balcões)

- Devem ser móveis, estáveis, robustos e leves para permitir rearranjos do *layout*.
- É indicada a altura dos assentos entre 0,42 e 0,46 m, revestidos com material impermeável.
- Os balcões de atendimento devem ter altura máxima de 1,00 m.

Dormitórios

- Deve ser lembrado, por ocasião do projeto, que este é o espaço onde o idoso com maiores dificuldades de locomoção vai passar grande parte do seu dia.
- Devem ser guarnecidos de corrimão junto às paredes, conforme especificações da NBR 9050/ABNT, executado de forma a torná-lo contrastante em relação à parede onde for fixado (seja pela cor ou pelo material utilizado) para fácil e rápida identificação e utilização.
- Devem ser dotados de luz de vigília e campainha de alarme na cabeceira das camas.
- Deve ser prevista uma distância mínima entre duas camas paralelas de 1,00 m e de 1,50 m entre uma cama e outra fronteiriça.
- Deve ser prevista uma distância mínima entre uma cama e a parede paralela de 0,50 m.

Mobiliários (Mesas, Cadeiras e Poltronas com Apoio nos Braços, Camas, Armários)

- Devem ser estáveis, móveis, robustos e leves para permitir rearranjos do *layout*.
- É expressamente vetado o uso de beliches e de camas de armar, bem como a instalação de divisórias improvisadas.

- É indicada a altura dos assentos entre 0,42 e 0,46 m, revestidos com material impermeável.
- É indicada a altura da cama entre 0,46 e 0,51 m.
- Deve ser prevista luz interna nos armários.

Cozinhas e Demais Áreas de Serviço

- Devem ser dotadas de luz de vigília, campainhas de alarme e detectores de escape de gás com alarme; com espaço livre para circulação de 0,80 m.
- Devem ser guarnecidas de corrimão junto às paredes, conforme especificações da NBR 9050/ABNT.
- Deve ser prevista uma iluminação intensa e eficaz e não devem ser utilizados revestimentos que produzam brilhos e reflexos para evitar desorientação e confusão visual.
- Deve ser prevista lixeira ou abrigo externos à edificação para armazenamento de resíduos até o momento da coleta.

Mobiliário

- As bancadas devem ter altura de 0,75 m, as pias e tanques com registros monocomando de alavanca ou acionados por células fotoelétricas.
- Deve ser prevista luz interna nos armários.

Sanitários

Devem ser executados de acordo com todas as especificações constantes da NBR9050/ABNT e, complementarmente, indica-se que:

1. Devem ser dotados de campainha de alarme.
2. Devem ser dotados de luz de vigília sobre a porta, externa e internamente.
3. Deve ser prevista uma iluminação intensa e eficaz.
4. Não devem ser utilizados revestimentos que produzam brilhos e reflexos para evitar desorientação e confusão visual.
5. Devem prever, no mínimo, um vaso sanitário para cada seis usuários.
6. Devem prever, no mínimo, um chuveiro dotado de água quente para cada doze leitos.
7. Os boxes para vaso sanitário e chuveiro devem ter largura mínima de 0,80 m.
8. Deve ser previsto, no mínimo, um box para vaso sanitário e chuveiro que permita a transferência frontal e lateral de uma pessoa em cadeira de rodas, conforme especificações da NBR9050/ABNT.
9. Nos chuveiros, não é permitido qualquer desnível em forma de degrau para conter a água. Indica-se o uso de grelhas contínuas, desde que respeitada a largura máxima entre os vãos de 1,5 cm, conforme especificações da NBR9050/ABNT.

10. As portas dos compartimentos internos dos sanitários coletivos devem ser colocadas de modo a deixar vãos livres de 0,20 m na parte inferior.
11. As banheiras de imersão só serão permitidas para fisioterapia, cumprindo uma função terapêutica, considerando as dificuldades de uso, especialmente no que se refere ao acesso e à segurança.
12. Deve ser evitado o uso de cortinas plásticas e portas de acrílico ou vidro para o fechamento de boxe de chuveiro.
13. As barras de apoio devem ser, preferencialmente, em cores contrastantes com a parede para fácil e rápida identificação e uso (Fonte: Portaria MPAS/SEAS nº 73, de 10 de maio de 2001).

CONSIDERAÇÕES FINAIS

O princípio norteador do texto tenta explicar em algumas reflexões os espaços de abrigamento de pessoas idosas, como espaços totais, considerando as políticas públicas existentes no Brasil. O pequeno mergulho no interior das instituições totais de abrigamento deve ser relevante, a fim de construirmos uma investigação sobre a qualidade de vida dos idosos e das idosas que envelhecem nas instituições de longa permanência.

Faz-se necessário compreender quais são os mecanismos de defesa desenvolvidos por estas pessoas institucionalizadas para resistirem à melancolia e ao regimento institucional. E necessário problematizar a entrega ou a resistência dos indivíduos velhos institucionalizados em preservarem ou não suas reminiscências em detrimento do grande aniquilamento humano imposto pela fragilidade dentro de uma instituição asilar.

REFERÊNCIAS BIBLIOGRÁFICAS

Alcântara AO. Velhos institucionalizados e família: entre abafos e desabafos. Campinas: Alínea; 2004.

Beauvoir S. A velhice. Rio de Janeiro, Nova Fronteira; 1990.

Canguilhem G. O normal e o patológico. 7.ed. Rio de Janeiro: Forense Universitária; 2011.

Coelho DF, Monteiro SB. *Revista Educação Pública* 2010 Jan 19(39):183-186

Lacan J. O Seminário Livro 2: o eu na teoria de Freud e na técnica da Psicanálise. Rio de Janeiro: Jorge Zahar; 1985. Texto original publicado em 1979.

Moscovici S. A representação social da Psicanálise. Rio de Janeiro: Zahar, 1978/1981.

______. Representações sociais: investigações em Psicologia Social. 2.ed. Petrópolis: Vozes; 2004.

Papaleo NM. Gerontologia. São Paulo: Atheneu, 1996.

Secretaria de Estado de Assistência Social (Brasil). Portaria MPAS/SEAS nº 73, de 10 de maio de 2001. Normas de Funcionamento de Serviços de Atenção ao Idoso no Brasil. Diário Oficial da União 14 de maio de 2001; Seção 1.

CAPÍTULO 5

Sem Voz, Sem Vez: Mutilação Corporal de Velhos Trabalhadores

Luciana Alcântara

> *A exploração sem limites da força de trabalho é, em si, expressão das contradições estruturais de uma dada forma de sociabilidade que, ao mesmo tempo em que não pode prescindir do trabalho vivo para sua reprodução, necessita explorá-lo ao extremo, impondo-lhe o sentido mais profundo de sua mercantilização: sua completa descartabilidade, expressa pelas mais diversas formas de precarização ou pela constituição de um exército de trabalhadores lesionados, muitos deles incapacitados definitivamente para o trabalho. (Praun, 2014, p. 115-116)*

O estudo[1], que é fruto da reflexão e da experiência profissional como assistente social junto aos pacientes com câncer de laringe atendidos na Seção de Cirurgia de Cabeça e Pescoço de Instituto Nacional de Câncer José Alencar Gomes da Silva (INCA), demonstra que a Laringectomia Total pode ser compreendida como uma das expressões da dinâmica predatória de acumulação e um desfecho mutilatório na vida de uma parcela significativa de pacientes homens idosos, acometidos por câncer de laringe, inseridos, principalmente, na Construção Civil.

Possui natureza exploratória e cunho qualitativo, tendo por referência a revisão teórico-bibliográfica, o levantamento e a análise de dados secundários, tanto na legislação, quanto nos prontuários dos pacientes submetidos à laringectomia total, matriculados no período de março de 2014 a maio de 2015, totalizando 38 pacientes com idade igual ou superior a 18 anos, com o objetivo de identificar condições da atividade laborativa e formas de proteção social, pela inserção previdenciária e/ou assistencial no decorrer do tratamento, além de estatísticas de atendimento disponíveis no setor.

---

[1]Projeto de pesquisa intitulado *Previdência e Assistência Social no Brasil: considerações sobre o acesso do paciente oncológico à proteção social*, aprovado pela Plataforma Brasil sob CAAE 49972615.7.0000.5282.

(DES) PROTEÇÃO SOCIAL NO CAPITALISMO E A DESCARTABILIDADE DOS SUJEITOS

A tese de doutorado de Lucieneida Dováo Praun (2014), intitulada "Não sois máquina: reestruturação produtiva e adoecimento na General Motors do Brasil", ao abordar as consequências da exploração do trabalho na degradação da saúde dos trabalhadores da empresa em questão, vem ao encontro de muitas reflexões tecidas neste estudo, dentre elas a consideração de que o "adoecimento laboral no contexto da atual etapa de desenvolvimento do capitalismo caracteriza-se pela multiplicidade de fatores e causas". (p. 38).

Nos termos de Praun (2014, p.141),

> *Avançando a cada nova crise, o movimento do capital no sentido de ampliar mais e mais seu domínio do tempo tem implicado em um duplo impulso no interior de um mesmo processo: excluir progressivamente parcelas da classe trabalhadora do mercado de trabalho e intensificar o grau de exploração sobre aqueles que ali conseguem se manter.*

Interessa-nos, então, refletir sobre o modo como ocorre a exclusão progressiva das parcelas da classe trabalhadora do mercado de trabalho, conforme aludido na citação anterior, em especial dos laringectomizados. Vários são as dinâmicas que fazem com que o tratamento do câncer de laringe, que apresenta muitas possibilidades de sobrevida e até mesmo de cura quando diagnosticado precocemente, alcance o extremo da retirada total da laringe do paciente, por meio da laringectomia total (LT).

Harvey (2016, p. 105, grifos no original), na sua mais recente obra, intitulada "17 contradições e o fim do capitalismo"[2], não por acaso, vai recorrer ao termo "descartabilidade humana" para designar os "segmentos cada vez maiores da população mundial considerados redundantes e descartáveis como trabalhadores produtivos [e com] dificuldades" tanto materiais quanto psicológicas.

Nos termos de Costa e Barbosa (2013, s.p.), as evidências empíricas "nos permitem observar que existe uma relação entre o processo social e o processo saúde-doença". Apenas esta observação, no entanto, "não resolve qual é o caráter desta relação. Isto porque temos, por um lado, o processo social e, por outro, o processo biológico, sem que seja imediatamente visível como um se transforma no outro". Dessa forma, a reflexão sobre o caráter social do processo da saúde-doença permite que alguns caminhos sejam explorados.

---

[2] É importante ressaltar no capítulo elaborado por Harvey (2016), intitulado "Tecnologia, trabalho e descartabilidade humana", que o autor apresenta, ainda, uma discussão ampliada acerca da utilização exacerbada da tecnologia e das suas consequências para os trabalhadores, advindas da redução dos postos de trabalho.

Nesse sentido, é fundamental problematizar os principais aspectos que compõem o emaranhado de fatores relacionados à LT enquanto procedimento cirúrgico mutilatório que silencia a voz dos trabalhadores, que, de modo geral, não conseguem retornar à atividade laborativa. Ao considerarmos os sujeitos da pesquisa, um primeiro aspecto da descartabilidade a que nos referimos anteriormente se mostra evidente: dos 38 pacientes, 26 deles são idosos e, em decorrência da idade e incapacidade, impossibilitados de retornar ao trabalho. Não por acaso, Teixeira (2008) ressalta a ampliação das desigualdades sociais decorrente do envelhecimento dos trabalhadores pobres, constituindo-se, portanto, em uma das expressões da questão social.

Paim (2006), a esse respeito, vai argumentar que, apesar da existência de um arcabouço jurídico-normativo, ainda competem no espaço da formulação e implementação de políticas de saúde as concepções de: um "SUS democrático", desenhado pelo projeto da Reforma Sanitária; o "SUS formal", juridicamente estabelecido pela Constituição Federal e de todo aparato legal; o "SUS real", refém dos desígnios da "área econômica", do clientelismo e da inércia burocrática que favorece o mercado para o seguro-saúde; e o "SUS para pobres", centrado no atendimento para gente simples mediante "focalização". Em uma aproximação à análise até aqui elaborada, podemos afirmar, em se tratando de velhos trabalhadores, que estes, antes de chegarem ao tratamento de alta complexidade, peregrinaram no "SUS para velhos pobres", haja vista o estadiamento avançado da doença oncológica.

Contudo, considerando os sujeitos da pesquisa, em sua maioria homens, cabe acrescentar que o Ministério da Saúde (MS) apresentou em 2008 a Política Nacional de Atenção Integral à Saúde do Homem (PNAISH), a fim de priorizar a saúde da população masculina[3] adulta, reconhecendo-a como um problema de saúde pública (Brasil, 2008).

Nesse sentido, a trajetória de trabalho da maior parte dos sujeitos da pesquisa, de modo geral, indica a condição de vida marcada pela precarização, em profissões que exigiram esforço físico, realizadas sob condições adversas de exposição ocupacional e sem vínculo estável, como no caso da Construção Civil[4], aspecto que se torna mais nítido ao considerarmos o significativo quantitativo, no estudo, de idosos não inseridos no sistema de proteção social.

Outro agravante é o fato de a laringectomia total ser realizada, sobremaneira, em decorrência do estadiamento avançado do câncer de laringe, após anos

[3]População masculina aqui referida a partir do sexo masculino. Sexo é uma categoria biológica, que se difere de gênero, visto que "[...] a construção do gênero [...] dá-se ao longo de toda a vida, continuamente, infindavelmente" (Louro, 2008, p.18).

[4]Consideramos pertinente, dado o significativo número de pessoas da pesquisa na Construção Civil, um enfoque maior à análise desse ramo laborativo, sem, contudo, desconsiderar a existência de condições que degradam a saúde dos trabalhadores inseridos nas outras profissões elencadas no estudo.

de exposição ocupacional e a agentes externos, entre outros fatores. Significa dizer que o impacto socioeconômico da realização do procedimento resulta em perdas significativas para o paciente e sua família/rede de apoio, ainda mais quando consideramos que nove dentre os usuários, mesmo idosos, não tinham renda e informaram situação de desemprego. Ao sistema, por sua vez, o impacto da LT não tem o mesmo efeito devastador, ao contrário, uma vez que, como indica Teixeira (2008), quando se torna "descartável" para o capital, o idoso fica desprovido de renda e meios de subsistência, capazes de promover uma velhice digna. A mesma autora, em outro estudo, vai ressaltar que é a classe trabalhadora "a protagonista da tragédia no envelhecimento, considerando-se a impossibilidade de reprodução social e de uma vida cheia de sentido e valor, na ordem do capital, principalmente, quando perde o valor de uso". (Teixeira, 2009, p. 64).

Nesse sentido, é mister ressaltar o que Marini (1973, p. 156) conceitua como superexploração: a negação ao trabalhador das condições necessárias para repor o desgaste de sua força de trabalho, provocando, assim, seu esgotamento prematuro, e o salário abaixo do valor da força de trabalho, sendo-lhe retirada inclusive a possibilidade de consumo do estritamente necessário para conservar sua força de trabalho "em estado normal". Tal observação não está restrita às economias periféricas; "todavia, nas economias dependentes, essa modalidade se encontra no centro da acumulação" (Mota, 2013, p. 85). Sendo assim, "a produção capitalista [...] produz, além disso, a extenuação e a morte prematura da mesma força de trabalho" (Marx *apud* Soriano, 2009, p. 15).

Ao falarmos sobre a descartabilidade dos sujeitos decorrente da extrema degradação da saúde e da mutilação corporal (que conduz a uma retirada por vezes prematura do mercado de trabalho, bem como à redução da vida média), necessariamente devemos considerar que a Construção Civil (ramo de atuação da maior parte dos participantes da pesquisa) é uma atividade ocupacional que já nasce marcada pela intensificação e precarização do trabalho, seguindo a lógica utilizada por Marx de que "o capital é um trabalho morto que, como um vampiro, reanima-se sugando o trabalho vivo e quanto mais o suga mais forte se torna" (Marx, 2013, p. 263). Como ressalta Lima (2008, p. 69):

> *"A construção é uma indústria de caráter nômade. Cria produtos únicos e não em série. Não é possível aplicar a produção em cadeia (produto passando por operários fixos), mas sim a produção centralizada (operários móveis em torno de um produto fixo). É uma indústria muito tradicional, com grande inércia no que se refere a alterações. Utiliza mão de obra intensiva e pouco qualificada, cujo emprego tem caráter eventual e as possibilidades de promoção são escassas, gerando baixa motivação pelo trabalho. A construção, de*

maneira geral, realiza seus trabalhos sob intempéries. O produto é único, ou quase único, na vida do usuário. São empregadas especificações complexas, quase sempre contraditórias e muitas vezes confusas. As responsabilidades são dispersas e pouco definidas. O grau de precisão com que se trabalha na construção é, em geral, muito menor que em outras indústrias, seja qual for o parâmetro que se contemple: orçamento, prazo, resistência mecânica etc."

Iamamoto (2001) vai discutir esse aspecto perverso, em especial, na obra "Trabalho e Indivíduo Social", onde aborda a questão da heterogeneidade da condição operária na agroindústria canavieira paulista como expressão da "radicalidade de uma forma histórica de individualidade social típica da sociedade capitalista, em um contexto de desenvolvimento desigual que demarca a modernidade arcaica na sociedade brasileira [...]" (p. 189). Não diferente ocorre com os trabalhadores da Construção Civil, público predominante na pesquisa, que, à semelhança dos trabalhadores rurais analisados por Iamamoto (2001), apresenta-se heterogêneo, de modo que o que se encontra em jogo é a luta contínua pela defesa da vida, "permanentemente ultrajada em sua dignidade no cotidiano das relações de trabalho e da falta de trabalho, demonstrando que a ordem econômica apresenta uma indissociável dimensão ético-política" (p. 197). Harvey (2016, p. 121) destaca que "os trabalhadores são isolados e individualizados, alienados uns dos outros pela competição e [...] a unidade entre os aspectos mentais e manuais do trabalho se rompe".

A Construção Civil tem, ainda, como características, a alta rotatividade da força de trabalho, a fragilidade dos vínculos empregatícios formais e a terceirização, fatores que afetam e influenciam os riscos e a falta de segurança. Marx (2013, p. 311), a esse respeito, vai colocar que "o capital tem "boas razões" para negar os sofrimentos da geração de trabalhadores que o circundam". Estamos de acordo com a visão de Fadel de Vasconcellos (2011, p. 128) de que, no direito trabalhista atualmente, a centralidade está na "prevenção do desgaste da força de trabalho", que visa, geralmente, apenas evitar situações em que o trabalhador não esteja apto para o trabalho, ou seja, reduzir o absenteísmo, levando o trabalhador a vivenciar uma situação em que não existe uma condição adequada ou ideal de saúde no espaço de trabalho.

Sendo assim, não é de se estranhar que os sujeitos da pesquisa tenham chegado ao extremo da LT, com a saúde extremamente desgastada. É importante ressaltar, também, o número significativo de óbitos praticamente subsequentes à realização da cirurgia, conforme evidenciado no Quadro 5-1. Como pode ser observado por meio da pesquisa, dos 12 óbitos (31,57%) ocorridos após a cirurgia (cuja informação foi atualizada em 19 de março de 2017), todos ocorreram em período inferior a dois anos, sendo quatro deles (10,52%) em período igual ou inferior a seis meses da realização da LT.

Quadro 5-1. Taxa de Mortalidade dos Sujeitos da Pesquisa

Pacientes	N	%
Vivos	26	68,42
Óbitos (até seis meses após a cirurgia)	4	10,52
Óbitos (+ de seis meses até dois anos após a cirurgia)	8	21,05
Total	38	100

Obs: Informações gerenciais provenientes da Intranet do INCA.

Temos claramente que o capital não se preocupa com a duração da força de trabalho. Interessa-lhe, exclusivamente, o máximo de força de trabalho que pode ser posta em atividade, atingindo “esse objetivo encurtando a duração da força de trabalho, como um agricultor voraz que consegue uma grande produção exaurindo a terra de sua fertilidade” (Marx, 2013, p. 307). Como acrescenta Harvey (2016, p. 242), “a ideia de que o capital exige a destruição de uma natureza humana digna e sensível já foi entendida há muito tempo”.

Considerando os sujeitos da pesquisa, uma consulta “desatenta” aos prontuários já indicaria que o retorno ao trabalho após a cirurgia se trata de uma realidade distante, haja vista a quantidade de registros do Serviço Social com encaminhamento[5] ao INCAvoluntário, que, como destacamos anteriormente, organiza todas as ações assistenciais no INCA, recebendo doações de pessoas físicas ou empresas, por intermédio da doação de bens materiais, serviços ou recursos financeiros. Entre os encaminhamentos mais recorrentes, estão a Bolsa de Alimentos (BA) e o auxílio-transporte, que é um valor em dinheiro destinado ao paciente para deslocamento do INCA para a residência e/ou vice-versa.

Como em muitos casos o paciente submetido à LT entra na fase de controle da doença, ou seja, quando a sua presença no hospital deixa de ser frequente em virtude do espaçamento dos sintomas e da cessação de tratamentos contínuos, como a radioterapia e a quimioterapia, os recursos deixam de ser concedidos pelo INCAvoluntário, que apenas permite a sua concessão mediante avaliação social favorável à excepcionalidade. A consulta aos prontuários demonstrou que a concessão em caráter “excepcional” muitas vezes foi realizada, após avaliação do assistente social, em situações descritas pelo usuário como de ausência total ou parcial de renda, pelo não reingresso ao mercado de trabalho após a LT, e, em muitos casos, pelo não acesso aos recursos previdenciários e/ou assistenciais no decorrer do tratamento. A justificativa da dificuldade socioeconômica possibilita

[5]O INCAvoluntário distribui mensalmente cerca de mil bolsas de alimentos para pacientes em situação socioeconômica desfavorável que estejam em tratamento no INCA, cuja avaliação da concessão é realizada pelos assistentes sociais do Instituto.

a esses pacientes a manutenção da Bolsa de Alimentos por até três meses, em média, sendo, muitas vezes, renovada a concessão após cessação do recurso[6].

O que ocorre, contudo, é que o INCAvoluntário não raro questiona a avaliação do assistente social que renova a Bolsa de Alimentos de pacientes em situação de controle da doença. Nesses casos, a realidade do usuário aponta para uma condição em que sua descartabilidade para o sistema se torna mais evidente, uma problemática comum a boa parte dos sujeitos do estudo que não possuíam renda (13 pessoas, em um universo de 38 pacientes). Em outras palavras, equivale a considerar que essas pessoas vivenciam uma "conquista às avessas": a de sobreviverem ao câncer, mediante a submissão a um procedimento invasivo e mutilador, ao passo que essa sobrevivência não é acompanhada de nenhuma política específica que considere a dificuldade desses usuários no que tange à reinserção ao mercado de trabalho após a mutilação ou que os possibilite acessar a proteção social de forma diferenciada[7]. Verifica-se que o público da pesquisa, em especial, é considerado descartável do ponto de vista do capital e está entre os segmentos "considerados mais descartáveis do que outros" (Harvey, 2016, p. 109).

Ao nos debruçarmos sobre a análise do desenvolvimento das forças produtivas e das suas repercussões na degradação da saúde dos trabalhadores, especialmente em um país periférico como o Brasil, importa-nos aqui ressaltar que o modelo de Seguridade Social brasileiro não reconhece a complexidade do adoecimento por câncer em relação a procedimentos cirúrgicos extremos como a laringectomia total, que garante a sobrevivência ao paciente (limitada, em muitos casos, haja vista a quantidade de óbitos subsequentes), mas reserva-lhe uma morte "social", evidenciando sua descartabilidade para o sistema. A esse respeito, Aredes (2014, s.p.), no artigo "Um morrer em vida: a morte social na área da saúde", explora essa dimensão ainda pouco valorizada no âmbito da saúde, afirmando que "devido à gravidade dessas doenças, as vítimas não retomam suas atividades anteriores de forma plena, sejam atividades que envolvem sistema locomotor, neurológico, ou mesmo atividades sociais, como trabalhar, estudar". Dito isto, mais uma vez vem à tona a atualidade do pensamento de teóricos como Florestan Fernandes, que ao considerar a dimensão político-social do Brasil vai apontar para quais parcelas da população o efeito do desenvolvimento desigual se mostra mais cruel diante dos "entraves sociais" informados na citação anterior.

---

[6]A Bolsa de Alimentos, concedida em média por até quatro meses a critério do profissional que avalia, pode ser renovada, suscitando uma nova avaliação pelo assistente social em relação à persistência da dificuldade socioeconômica vivenciada pelo usuário em condição de controle.

[7]Ressaltando-se aqui, primordialmente, a condição dos usuários apresentada nos resultados da pesquisa, que indicou um quantitativo significativo de idosos, desempregados e recorrendo ao voluntariado do INCA para obter alimento.

CONSIDERAÇÕES FINAIS

Como brilhantemente informa Ianni (1992, p. 112), "a mesma sociedade que fabrica a prosperidade econômica fabrica as desigualdades que constituem a questão social". A discussão, em particular, das condições de vida de pessoas com uma enfermidade que, pela debilidade física, consequentemente, sofrerão os impactos de sobreviverem em uma sociedade que valoriza o desenvolvimento, o progresso, a produtividade e a jovialidade a despeito de todas as formas de exploração engendradas, assume especial relevância em tempos de "mercantilização universal e sua indissociável descartabilidade, superficialidade e banalização da vida" (Iamamoto, 2008, p. 122).

Equivale a dizer que "segmentos cada vez maiores da população mundial serão considerados redundantes e descartáveis como trabalhadores produtivos e terão dificuldades para sobreviver, tanto material quanto psicologicamente" (Harvey, 2016, p. 105).

Com isso, os resultados apresentados no estudo sugerem novos e diferentes caminhos a serem explorados em pesquisas futuras, haja vista a persistência de condições que desencadeiam a degradação da saúde, a exemplo do maior desgaste no trabalho, da instabilidade do vínculo trabalhista e da exposição a agentes reconhecidamente cancerígenos e causadores de doenças diversas, a despeito dos avanços no campo da saúde do trabalhador no Brasil e em outras áreas afins.

REFERÊNCIAS BIBLIOGRÁFICAS

Aredes J. Um morrer em vida: a morte social na esfera da saúde. Observatório da Diversidade Cultural; 2014. [acesso em 15 jul 2017]. Disponível em: <http://observatoriodadiversidade.org.br/site/um-morrer-em-vida-a-morte-social-na-esfera-da-saude/>.

Brasil. Ministério da Saúde. Secretaria de Atenção à Saúde. Departamento de ações programáticas estratégicas. Política nacional de atenção integral à saúde do homem. Brasília, 2008.

Costa IC, Barbosa IR. A determinação social no processo de adoecimento no contexto das populações negligenciadas. Biblioteca Virtual em Saúde. [acesso em 12 abr 2017] Disponível em: <http://dssbr.org/site/opinioes/a-determinacao-social-no-processo-de-adoecimento-no-contexto-das-populacoes-negligenciadas/>.

Fadel de Vasconcellos LC. A imperfeição da regra trabalhista referente à saúde: da Revolução Industrial à consolidação das Leis do Trabalho. 2011. In: Vasconcellos LCF, Oliveira MHB (Org.). Saúde, trabalho e direito: uma trajetória crítica e a crítica de uma trajetória. Rio de Janeiro: Educam; 2011.

Florestan F. A Constituição inacabada: vias históricas e significado político. São Paulo: Estação Liberdade; 1989.

Harvey D. 17 contradições e o fim do capitalismo. São Paulo: Boitempo; 2016.

Hulka BS, Wheat JR. Patterns of utilization: the patient perspective. *Medical Care* 1985;23(5):438-60.

Iamamoto MV. Mundialização do capital, "questão social" e Serviço Social no Brasil. Em Pauta. n.21. 2008.

Iamamoto MV. *Trabalho e indivíduo Social.* São Paulo: Cortez; 2001, p.294.

Ianni O. A Questão Social. In: ______. A ideia do Brasil moderno. São Paulo: Brasiliense; 1992.

Lima RO. Verificação da qualidade na Construção Civil em um pequeno canteiro de obra de Foz do Iguaçu, uma mudança de paradigma. Foz do Iguaçu: União Dinâmica das Faculdades Cataratas. Curso de Engenharia Civil; 2008.

Louro GL. Gênero e sexualidade: pedagogias contemporâneas. Pro-Posições 2008;19(2):17-23.

Marini RM. Dialética da dependência. [acesso em 18 abr 2017]. Disponível em: <https://www.marxists.org/portugues/marini/1973/mes/dialetica.htm>.

Marx K. O capital: crítica da economia política. Livro I. 31.ed. Rio de Janeiro: Civilização Brasileira; 2013.

Mota AE. Superexploração: uma categoria explicativa do trabalho precário. In: Varela R (Coord.). A Segurança Social é sustentável: trabalho, Estado e Segurança Social em Portugal. Lisboa: Bertrand; 2013, p.291-312.

Paim JS. Equidade e Reforma em Sistemas de Serviços de Saúde: o caso do SUS. *Saúde e Sociedade* 2006 Maio;25(2):34-46.

Praun, Lucieneida Dovão. *Não sois máquina! Reestruturação produtiva e adoecimento na* General Motors *do Brasil.* Tese (Doutorado em Sociologia). Campinas: Universidade Estadual de Campinas, Instituto de Filosofia e Ciências Humanas/Departamento de Sociologia; 2014.

Soriano RR. Sociología médica. México: Plaza y Valdés; 2009.

Teixeira SM. Envelhecimento do trabalhador e as tendências das formas de proteção social na sociedade brasileira. Argumentum 2009 Jul/Dez;1(1):63-77.

________. Envelhecimento e trabalho no tempo de capital: implicações para a proteção social no Brasil. São Paulo: Cortez; 2008.

Parte III Prática do Serviço Social nos Espaços Institucionais

"..da inocência da infância até à velhice extrema, continuará exatamente assim, só atribuindo interesse e grandeza àquilo que está a serviço da sua pessoa e da sua importância."

Rachel de Queiroz

Projeto Idoso em Família: Política Pública como Alternativa à Institucionalização

Adriana Lucena Giannoutsos
Hexcilany Santiago ▪ *Sandra Helena Lima Pollo*

CAPÍTULO 6

O fenômeno do envelhecimento representa uma das grandes conquistas da humanidade e gera muitos desafios para o Estado, as famílias e toda a sociedade. É fato que a população idosa será o segmento que mais precisará de suporte e apoio por parte do poder público. Diante da crescente demanda por institucionalização de idosos foi criado, em 2006, pela prefeitura da cidade do Rio de Janeiro, o Projeto Idoso em Família, que atende atualmente 208 idosos. O objetivo do projeto é evitar a institucionalização, incentivando a manutenção do idoso na residência e o fortalecimento dos vínculos familiares e comunitários. A institucionalização constitui medida excepcional, devendo ser aplicada somente diante de situações que envolvem risco social como negligência, maus-tratos e abandono do idoso.

Diante do aumento da expectativa de vida, mudanças na organização familiar e um retraimento do Estado em sua função de proteção social, ressalta-se a importância da Coordenadoria de Programas de Promoção e Proteção, ligada a SMASDH/SUBPI, como órgão responsável pela elaboração, implantação, implementação, execução, monitoramento e avaliação de políticas voltadas à pessoa idosa no município do Rio de Janeiro. Destaca-se, também, o protagonismo do assistente social, por se tratar de profissional que atua nas múltiplas expressões da questão social, apresentadas no cotidiano dos usuários do projeto, e onde através da leitura da realidade realiza pesquisas e produção de conhecimento que contribuem para a formulação de ações objetivando melhoria das condições de vida e cidadania da população idosa como um todo.

ENVELHECIMENTO NO MUNDO E NO BRASIL

É conhecido que o processo de envelhecimento e o aumento da expectativa de vida é uma realidade mundial. Segundo a Organização das Nações Unidas (ONU), é previsto que no ano de 2050 haja mais pessoas idosas do que jovens no mundo (*World Population Ageing, 2007*).

O Instituto Brasileiro de Geografia e Estatística (IBGE) constatou, por meio de pesquisas, que a população idosa brasileira cresce mais rapidamente que a população mundial como um todo e que o Brasil possui um total de 20.590.597

(vinte milhões, quinhentos e noventa mil, quinhentos e noventa e sete) idosos, representando 10,79% da população geral, sendo que o segmento de pessoas com mais de 60 anos apresentou um aumento de 95% em comparação ao crescimento da população brasileira, que foi de 32% (IBGE, 2010). Assim, um país que há muito era reconhecido como um país de jovens, de repente se torna um país de cabelos brancos e "marcas bem marcadas".

No município do Rio de Janeiro, esse processo de crescimento ocorreu de forma mais intensa, com um número total de 940.851 (novecentos e quarenta mil, oitocentos e cinquenta e um) idosos, sendo o seu percentual de 14,89%, superior ao da média nacional, que é de 10,79% (IBGE 2010).

Em comparação a esse quadro de crescimento populacional ocorre a diminuição progressiva da disponibilidade de suporte familiar para os membros mais vulneráveis, dentre eles os idosos, que representam o grupo que mais necessitará de tal apoio. Fenômeno este decorrente de fatores como as mudanças ocorridas nas relações familiares, o aumento da inserção da mulher no mercado de trabalho e a queda da fecundidade. E é nesse cenário, no qual se observa uma demanda crescente por cuidados e uma gama de complexidades envolvendo essa questão, que algumas reflexões vêm à tona, fazendo-nos indagar sobre quem são hoje os que cuidam e quem o fará no futuro.

CONSIDERAÇÕES SOBRE A ASSISTÊNCIA FAMILIAR AO IDOSO

Diante das mudanças ocorridas na estrutura familiar, podemos afirmar que a mesma ainda está em processo de reorganização, em face de uma conjuntura que também vivencia o aumento da expectativa de vida e, sobretudo, de retração da proteção social do Estado, onde é imposta à família a obrigação solitária de atendimento aos riscos e consequências desse processo. O que demonstra que a família não consegue, como no passado, atender às crescentes demandas de cuidado a seus membros mais vulneráveis, sobretudo os idosos, sem que ocorra o suporte do Estado.

Com a promulgação da Constituição de 1988[1] foi dada maior relevância para a questão da velhice, sendo previsto que "a família, a sociedade e o Estado têm o dever de cuidar dos idosos, assegurando-lhes o direito à vida" (art. 230). O Estatuto do Idoso[2] também determina como dever da família zelar pelo bem-estar do idoso:

> *É obrigação da família, da comunidade, da sociedade e do poder público assegurar ao idoso, com absoluta prioridade, a efetivação do direito à vida, à saúde, à alimentação, à educação, à cultura, ao esporte, ao lazer, ao trabalho, à cidadania,*

[1]Constituição da República Federativa do Brasil: Promulgada em 5 de outubro de 1988.
[2]Lei 10.741 de 3 de outubro de 2003. Dispõe sobre o Estatuto do Idoso. Brasília, 2003.

à liberdade, à dignidade, ao respeito e à convivência familiar e comunitária (art.3°).

É notório que a Legislação enfatiza a responsabilidade da família e defende que a institucionalização em ILPIs[3] deve ser evitada, com exceção para aqueles que se encontram em situação de risco social, como a violação de seus direitos que possa vir a ocasionar uma ameaça a sua vida. As condições financeiras não podem justificar a institucionalização de idosos; no entanto, há a necessidade urgente de oferecer um suporte para os mesmos e/ou seus responsáveis, para que possam ser mantidos na residência e na comunidade e para que estes tenham condições de exercer o papel de cuidado.

Não podemos afirmar, que a família é a única responsável por todas as situações envolendo maus-tratos contra idosos, pois também existe a violência institucional, já que muitas famílias, por não terem suporte do Estado, acabam não oferecendo um cuidado adequado aos seus idosos.

Enquanto preceito da política neoliberal ocorre um período de exacerbação de recessão do Estado no que se refere à proteção social, o que afeta diretamente as condições de vida dos trabalhadores e suas famílias. Diante de tal quadro, à medida que o Estado regride em sua função de oferecer suporte para as questões provenientes das expressões da questão social, resta às famílias a função de preencher o espaço deixado pelo Estado, sem, no entanto, contarem com a retaguarda do poder público para assumir sozinha tal tarefa.

> *"Desenha-se, assim, um cenário dramático em que, diante do predomínio de um modelo de política social que prega o enxugamento do Estado e responsabiliza a família pelo cuidado de seus dependentes, mais famílias se veem com meios reduzidos para enfrentar demandas crescentes de apoio – não só transferência de renda, mas também cuidados pessoais, suporte emocional e outros "recursos intangíveis" – aos seus membros mais vulneráveis, tanto jovens como velhos. Em tal cenário, a mobilização de apoios intergeracionais informais torna-se uma importante estratégia de sobrevivência, o que pode resultar na corresidência entre idosos e seus filhos, netos e até bisnetos." (Debert & Simões, 1996, p. 17)*

A atuação junto aos idosos e suas famílias deve ser realizada em rede, envolvendo a participação de vários segmentos e instituições, incluindo o apoio e orientação aos familiares e à comunidade, disponibilizando profissionais especializados, espaços de socialização e inclusão. Isso porque o desafio de promoção do envelhecimento com qualidade de vida e bem-estar é uma tarefa que exige a participação de todos os setores da sociedade, sendo assim um equívoco pensar na família como única responsável pelo ato de cuidar.

---

[3]Instituições de Longa Permanência para Idosos

Com base nessa realidade, a articulação e a integração entre todas as políticas públicas constituem uma ação estratégica para assegurar a complementaridade da rede de atendimento às pessoas idosas, com vistas a um envelhecimento seguro e digno.

ATUAÇÃO DO SERVIÇO SOCIAL E A IMPLANTAÇÃO DO PROJETO IDOSO EM FAMÍLIA (UMA ALTERNATIVA À INSTITUCIONALIZAÇÃO)

Em consonância com a legislação vigente, a prefeitura da cidade do Rio de Janeiro implementa diversas ações, programas e projetos voltados à população idosa, dentre as quais, o Projeto Idoso em Família. Este projeto foi implantado, em 2006, pela então Secretaria Especial de Envelhecimento Saudável e Qualidade de Vida (SESQV), por meio da Diretoria de Serviço Social (DSS). Em 2017, a SESQV foi incorporada à Secretaria Municipal de Assistência Social e Direitos Humanos (SMASDH) como uma subsecretaria: Subsecretaria de Políticas para o Idoso (SUBPI). A SUBPI é responsável pela elaboração e implantação de politicas públicas para o idoso no município do Rio de Janeiro e é constituída pela Coordenadoria Técnica de Assistência, Promoção e Proteção Social, que tem sob sua coordenação a Coordenadoria de Atividades Físicas, as Casas de Convivência de Idosos e a Gerência de Programas de Promoção e Proteção à qual o Projeto Idoso em Família encontra-se vinculado.

A Gerência de Programas de Promoção e Proteção tem em sua estrutura a coordenação dos seguintes projetos, programa e serviços: Programa Rio Dignidade, Projeto Agente Experiente, Projeto Idoso em Família; recebimento, análise, encaminhamento e adoção de medidas cabíveis, bem como levantamento de dados e elaboração de pesquisa com relação a denúncias de violação de direitos à pessoa idosa, realização de atendimento social, atendimento a instituições, universidades, estudantes e profissionais, acerca de temáticas relacionadas ao envelhecimento e direitos da pessoa idosa, ministração de palestras e capacitações e também campo de estágio para estudantes de Serviço Social.

Vale esclarecer que a implementação deste setor representou um avanço no que se refere à garantia de direitos à população idosa, já que o assistente social é o profissional que lida em sua atuação cotidiana com as múltiplas expressões da questão social, o que lhe municia de um acervo privilegiado de informações e dados sobre as diversas formas de exclusão e desigualdade social, possibilitando a realização de pesquisas, formulação e execução de ações que visem a melhoria das condições de vida e cidadania da população idosa.

O Projeto Idoso em Família expressa o protagonismo dos assistentes sociais da "antiga" Diretoria de Serviço Social (DSS), atual Coordenadoria de Programas de Promoção e Proteção que, por meio de uma leitura da realidade, que se apresentava com relação à grande demanda de familiares ou responsáveis, que procuravam a Secretaria em busca de vaga em ILPI, por falta de condições financeiras e/ou dificuldades para manter o idoso em seu domicílio, e, visando o oferecimento de apoio/suporte financeiro e social aos idosos e responsáveis, apresentou, em 2006, proposta de implementação do projeto em questão. Seu objetivo é evitar a institucionalização, incentivando a manutenção na residência e o fortalecimento dos vínculos familiares e comunitários.

Vale esclarecer que tal projeto iniciou-se como um Projeto Piloto e, diante dos resultados exitosos, foi mantido e ampliado. Ressalta-se que, em 2017, o Projeto Idoso em Família entrou no Plano Estratégico da cidade do Rio de Janeiro na Iniciativa Idoso Carioca, com a proposta de, até o ano de 2020, quintuplicar o número de idosos atendidos.[4]

O Projeto foi implementado tendo como público-alvo idosos com idade igual ou superior a 60 anos, residentes no município do Rio de Janeiro, em situação de vulnerabilidade social, independentes ou com limitações para as atividades de vida diária (AVD's)[5] e atividades instrumentais de vida diária (AIVD'S), com renda pessoal de até 2 (dois) salários mínimos.

Atualmente, atende a 208 (duzentos e oito) idosos e, além de ser um projeto de transferência de renda com proposta de complementação financeira (valor R$ 380,00 mensais), visa ser um projeto de inserção social. A identificação das famílias para inclusão no projeto se realiza pelo encaminhamento proveniente de outras subsecretarias da SMASDH, SMS[6], do Ministério Público e outros órgãos.

Preocupada também em oferecer um suporte aos idosos e responsáveis, a equipe de serviço social, realiza visitas domiciliares e capacitações trimestrais, com o objetivo de propiciar troca de experiências relativas ao cotidiano do cuidador, autocuidado, cuidados com os idosos, como também temas relacionados ao processo de envelhecimento e garantia de direitos. Vale ressaltar que a atuação do assistente social, tem por objetivo, incentivar o fortalecimento da autonomia deste segmento, bem como propiciar aquisição de novos conhecimentos e acesso a direitos".

PROJETO IDOSO EM FAMÍLIA COMO ESTRATÉGIA DE FORTALECIMENTO NO CUIDADO FAMILIAR AO IDOSO

De acordo com Santos & Silva (2013), diante da omissão e instabilidade de apoio estatal, ocorre a alteração da responsabilidade sobre o cuidado disponibilizado ao

---

[4]Diário Oficial do Município do Rio de Janeiro- Ano XXXI, Nº 74 de 4 de julho de 2017. pág. 42

[5]Dados coletados pela escala Katz - (as atividades de vida diária AVDs) compreendem aquelas atividades que se referem ao cuidado com o corpo das pessoas (vestir-se, fazer higiene, alimentar-se); as atividades instrumentais de vida diária (AIVDs) são as relacionadas com atividades de cuidado com a casa, familiares dependentes e administração do ambiente (limpar a casa, cuidar da roupa, da comida, usar equipamentos domésticos, fazer compras, usar transporte pessoal ou público, controlar a própria medicação e finanças).

[6]Secretaria Municipal de Saúde.

idoso dependente, que acaba sendo assumido por sua família como um problema individual ou restrito ao núcleo familiar. Ainda segundo tais autoras, mesmo diante dos avanços da legislação brasileira relativa aos cuidados à pessoa idosa, a atenção a este segmento ainda é insatisfatória, onde a tendência de reprivatização da velhice é reforçada, diante da fragilidade e insuficiência de investimentos nas políticas públicas, o que torna o sistema público ineficaz em suas funções.

Verifica-se que famílias que têm idosos, principalmente os mais dependentes, sofrem com aumento do custo de vida, em virtude dos elevados gastos com medicamentos, fraldas, tratamentos de saúde etc., o que as coloca em situação de maior vulnerabilidade social. Porém, tanto a Política Nacional do Idoso[7], como o Estatuto do Idoso, estabelecem como prioridade o atendimento familiar em detrimento do atendimento em ILPIs, com exceção dos idosos em risco social, como abandono ou ausência da família, em situações de negligência, maus-tratos físicos e psicológicos.

É considerável a parcela da população que não terá direito à aposentadoria, por não contribuir para o INSS ou não conseguir comprovar tempo mínimo de contribuição, e que, por isso, terá que recorrer ao Benefício de Prestação Continuada (BPC).

É fato que as dificuldades econômicas vivenciadas pelas famílias, sobretudo aquelas que possuem idosos dependentes, ocasionam sérios prejuízos à qualidade do cuidado e bem-estar dos mesmos, haja vista que a sobrecarga física e emocional dos cuidadores de idosos que vivem em situação de pobreza é agravada por falta de recursos sociais e familiares.

Segundo Camarano (2014, p. 610):

> *"Não se tem dúvidas de que cuidar custa. Custa tempo, custa dinheiro, acarreta perda de oportunidades, principalmente no mercado de trabalho, acarreta riscos para a saúde, isolamento social, entre outros fatores. Como o cuidado familiar é realizado no ambiente doméstico, isto o torna socialmente invisível. Como tal, ele não é recompensado e não gera direitos sociais como o trabalho formal, considerado produtivo."*

Esta situação faz com que esse cuidador passe também a depender unicamente da renda do idoso, o que pode representar anos de sua exclusão do mercado formal de trabalho, com posterior dificuldade de reinserção, e obtenção de qualquer tipo de benefício previdenciário, podendo ficar sem rendimentos com o falecimento do idoso, tendo que contar com o apoio de familiares e amigos.

---

[7]Lei 8.420/1994. Dispõe sobre a Política Nacional do Idoso, cria o Conselho Nacional e dá outras providências. Diário Oficial da União, Brasília, 1994.

Tal realidade é constatada pelo acompanhamento sistemático realizado pelo Serviço Social ao Projeto Idoso em Família. Observa-se, infelizmente, um círculo vicioso de vulnerabilidade, já que esses cuidadores acabam, também, necessitando de suporte social e financeiro ainda na idade adulta e, consequentemente, também na velhice.

Diante das dificuldades encontradas pelas famílias, ou em decorrência da insuficiência de recursos, os idosos das classes mais pobres da população, embora contribuam com sua renda para o sustento da família, nem sempre recebem o respaldo de que necessitam. Em função disso, surge a indagação de qual é a parcela de responsabilidade que cabe às famílias e ao Estado no cuidado ao idoso dependente.

Segundo Küchemann (2012), em alguns países da Europa, já existe uma rede de organização chamada de *community care,* que tem como finalidade a manutenção do idoso em sua residência, por meio do fornecimento de suporte para a família, com a promoção de serviços como a redução da jornada de trabalho do cuidador familiar, o serviço de um profissional para alternar os cuidados com o cuidador, o fornecimento de auxílio financeiro, entre outros.

Acredita-se que a criação de programas e projetos de caráter preventivo à institucionalização, como centros-dia, casas-lares, repúblicas e, principalmente, programas de transferência de renda para que as famílias possam cuidar de seus idosos no próprio domicílio, representam um grande impacto na qualidade de vida desses cidadãos.

A responsabilidade da família no cuidado ao idoso, muitas vezes, pode ser comprometida diante de rupturas ocorridas em suas condições de vida ou em violação de seus direitos, o que faz com que os familiares nem sempre consigam dar conta de seu papel de mediador entre os sujeitos e a coletividade (Silva & Almeida, 2011).

Conclui-se, então, que as famílias com vínculos afetivos e sociais fragilizados ou rompidos podem reproduzir situações de violência, por também estarem submetidas a situações semelhantes.

Dados obtidos com a pesquisa de opinião e análise de perfil realizada anualmente pela equipe de serviço social da Gerência de Programas de Promoção e Proteção, com os beneficiários ou responsáveis do Projeto Idoso em Família no ano de 2016, mostram que 14% dos beneficiários não possuíam renda e 83% recebiam rendimento de até um salário mínimo e 3% recebiam mais de um a dois salários mínimos. Isso pode indicar que a ausência de renda ou insuficiência da mesma talvez represente um fator de maior vulnerabilidade social, por impossibilitar ao idoso o suprimento de suas necessidades básicas.

Ainda de acordo com pesquisa de opinião e análise de perfil do ano de 2016, no que se refere às mudanças ocorridas nas condições de vida, 35% dos beneficiários relatam que a inclusão no projeto lhes proporcionou melhoria na qualidade de vida e autoestima e 48% declararam que o projeto contribuiu para melhoria de suas condições de saúde, já que o valor do benefício possibilitou a compra de medicamentos e realização de tratamentos de saúde. A importância do projeto fica demonstrada também no que se refere à promoção, proteção e recuperação de saúde, com 100% dos beneficiários realizando acompanhamento médico regular, pois uma das principais condicionalidades do projeto é estar inserido na rede de saúde, aliado ao fato de temas relacionados à saúde também serem abordados nas reuniões trimestrais.

Em resumo, a pesquisa aponta também mudanças significativas na qualidade de vida dos idosos, associadas a vários aspectos, como hábito alimentar, atividades laborativas, físicas e de lazer, prevenção e controle de doenças crônicas, o que gera bem-estar e valorização da autoestima.

CONSIDERAÇÕES FINAIS

A sociedade atual vivencia uma ampliação da longevidade e significativo aumento da expectativa de vida da população, que denota o envelhecimento humano como um fenômeno mundial. Isso representa uma conquista proporcionada pelos avanços da Medicina, melhoria nas condições de habitação, saneamento básico, alimentação, dentre outros. Por outro lado, tal cenário também significa um grande desafio para a sociedade e, sobretudo, para o poder público: garantir condições de acesso às políticas adequadas e de subsistência para toda a população.

É importante enfatizar que a baixa renda familiar se apresenta como fator preocupante em relação à qualidade do cuidado fornecido aos idosos, principalmente os mais dependentes, pois dificulta a aquisição de itens essenciais – alimentos, medicamentos, transporte, entre outros – para a garantia da sobrevivência do idoso e de sua família. Tal situação é reforçada pelo fato de que a condição de dependência gera gastos que oneram ainda mais o sistema de cuidado, concluindo-se que esses idosos e suas famílias terão uma demanda ainda maior de recursos do sistema de apoio formal (Estado e sociedade civil).

Os idosos e responsáveis apresentam várias necessidades que não se restringem apenas ao aspecto material que é fornecido pelo projeto por meio da transferência de renda. Eles também precisam de acesso à informação, à rede de serviços e de redes sociais de apoio para que possam ter com quem contar. A falta de auxílio acarreta o abandono ou a negligência de algumas famílias a seus idosos, à medida que também se encontram desassistidas pelo Estado, cujas estratégias de sobrevivência e cuidados acabam por ser insuficientes frente aos complexos desafios impostos pela realidade social.

A longevidade exige a realização de debates e adoção de medidas urgentes para enfrentar os desafios que se apresentam neste cenário. É necessário também repensar as relações familiares, a importância de se estabelecer redes de solidariedade e de apoio, de oferecer espaços dignos de se viver, de criar novas formas de morar, recriar vínculos e implementar políticas para este segmento.

O projeto tem se mostrado eficaz e respondido ao seu objetivo, que é manter o idoso em seu domicílio e na comunidade, e diminuir a vulnerabilidade do segmento atendido, evitando a sua institucionalização. A prática cotidiana do assistente social com os idosos e cuidadores inseridos no projeto permite conhecer indivíduos que, mesmo diante de tantas adversidades, buscam, por meio do exercício permanente da resiliência, comprometimento da solidariedade e da participação social, assegurar condições de vida com maior dignidade e a garantia de seus direitos.

REFERÊNCIAS BIBLIOGRÁFICAS

Brasil. Constituição (1988). Constituição da República Federativa do Brasil. Brasília, DF: Senado Federal; 1988.

______. Diário Oficial do Município do Rio de Janeiro- Ano XXXI, Nº 74 de 4 de julho de 2017. pág. 42.

______. Lei nº 10.741 de 3 de outubro de 2003. Dispõe sobre o Estatuto do Idoso. Brasília, 2003.

______. Lei nº 8.420/1994. Dispõe sobre a Política Nacional do Idoso, cria o Conselho Nacional e dá outras providências. Diário Oficial da União, Brasília, 1994.

Camarano AA. Quanto custa cuidar da população idosa dependente e quem paga por isto? In:______. (Org). Novo regime demográfico: uma nova relação entre população e desenvolvimento? Rio de janeiro: IPEA; 2014, p606-623.

Debert GG, Simões AJ. Envelhecimento e velhice na família contemporânea. In: Tratado de Geriatria e Gerontologia, 1996. [acesso em: 01 setembro 2017]. São Paulo. Disponível em <http://www.pagu.unicamp.bragu.unicamp.br/files/julio02.pdf Público

IBGE. Censo Demográfico 2000 – Características Gerais da População. Resultados da Amostra. IBGE, 2003. Disponível em http://www.ibge.gov.br/home/estatistica/populacao/cnso2000/default_populacao.shtm. Público acesso em 01/09/2017.

Küchemann BA. Envelhecimento populacional, cuidado e cidadania: velhos dilemas e novos desafios. Revista Sociedade e Estado 2012 Jan/Abr;27(1).

Santos FN, Silva MRF. As politicas públicas voltadas ao idoso: melhoria da qualidade de vida ou reprivatização da velhice. Revista FSA 2013 Abri/Jun;10(2):358-71.

Silva CAM, Almeida A. A importância da família no cuidado ao Idoso. Seminário Integrado [internet]. 2011 [acesso em 07 set 2017];5(5) Disponível em: <intertemas.toledoprudente.edu.br>.

United Nations, Department of Economic and Social Affairs, Population Division (2017). World Population Ageing 2017 - Highlights (ST/ESA/SER.A/397). http://www.un.org/en/development/desa/population/publications/pdf/ageing/WPA2017_Highlights.pdf - Público acesso em 01/09/2017.

CAPÍTULO 7

Judiciário no Atendimento à Pessoa Idosa

Andreia Cristina Alves Pequeno

O crescimento da população longeva no Brasil e um cenário nacional, pós-ditadura militar, marcado por lutas em prol do reconhecimento dos direitos de diferentes segmentos sociais, acrescido de uma pauta internacional sensível ao fenômeno do envelhecimento populacional, tornaram fértil o solo pátrio para a construção de um sistema normativo de reconhecimento e de proteção aos direitos das pessoas idosas.

Após a Carta Constitucional de 1988, o país passou a contar com um conjunto normativo que busca assegurar a garantia dos direitos da pessoa idosa, desenhando condições para que a vida desta parcela da população se materialize com dignidade, com promoção e preservação de sua autonomia e com a proteção necessária para uma longevidade com qualidade de vida e com garantia de acesso a direitos. E que também impactou o modelo de organização de diferentes instituições componentes da rede de atendimento, de modo que foram implantados – em algumas delas – serviços especializados para atender a este segmento.

Este texto almeja apresentar um panorama de como esta rede de atendimento está desenhada no Rio de Janeiro, apresentar breves considerações a respeito da realidade do atendimento ao idoso no cenário do Tribunal de Justiça do Estado do Rio de Janeiro e abordar o trabalho do assistente social nesta instituição jurídica.

IMPLANTAÇÃO DO ATENDIMENTO ESPECIALIZADO PARA O PÚBLICO IDOSO NO RIO DE JANEIRO

A aprovação da Lei 10.741, em 2003, reafirmou a questão do idoso na agenda brasileira, despertando o olhar de vários órgãos para este crescente contingente populacional que acumula uma história de preconceitos e de violação de seus direitos básicos. Neste cenário, assume importância o pleito de instalação de diversos serviços especializados que foi apresentado pelos próprios idosos, trabalhadores e representações da sociedade civil, em maio de 2006, na I Conferência Nacional dos Direitos da Pessoa Idosa: Construindo a Rede Nacional de Proteção e Defesa da Pessoa Idosa (RENADI), realizada em Brasília - DF (CNDI/SDH, 2006).

O relatório da referida Conferência Nacional é claro no que se refere à criação de serviços especializados em diferentes áreas, de modo a assegurar um atendimento adequado às peculiaridades desta faixa etária, o que é fator essencial para a proteção e defesa dos direitos da pessoa idosa. Este documento traz proposições em tal direção em dois de seus eixos. No Eixo 1, denominado "Ações para efetivação dos direitos da pessoa idosa", as deliberações de números 4, 10 e 36 ilustram esta demanda.

A Deliberação nº 4 defende a criação "em todo território nacional, de Ouvidorias, Defensorias Públicas e Promotorias de Justiça, bem como Delegacias, Juizados e Varas especializadas na proteção e defesa dos direitos da pessoa idosa" (*Loc. cit.*). E ainda indica que tais órgãos devem "funcionar em Centro Integrado e contar com canais diretos de comunicação com os Conselhos" (*Loc. cit.*).

A Deliberação nº 10 propõe que as Corregedorias de Justiça realizem o "controle das Varas do Idoso, providenciando infraestrutura com recursos humanos capacitados para o atendimento de demandas específicas, com vistas ao cumprimento dos direitos assegurados no Estatuto do Idoso" (*Loc. cit.*). Já a deliberação nº 36 defende a implantação de "Defensorias Públicas nos Estados e na União, com vistas a viabilizar a criação de Defensorias especializadas na proteção e defesa da pessoa idosa" (*Loc. cit.*).

No que se refere ao Eixo 2, "Violência contra idosos", aparece no item 10 a indicação de "criar e/ou adequar, nas Delegacias de Polícia de todos os Estados e Municípios, setores ou núcleos de atendimento especializado para atender a pessoa idosa, incluindo as vítimas de violência" (*Loc. cit.*).

Sensível à complexidade das questões vinculadas ao envelhecimento populacional e, sobretudo, à problemática da situação da população idosa em situação de risco, um dos primeiros órgãos a implantar um atendimento especializado para este público foi o Ministério Público do Estado do Rio de Janeiro.

Ainda em 2005, por meio da Resolução GPGJ nº 1.284/05, o Ministério Público do Estado do Rio de Janeiro iniciou o processo de criação das Promotorias de Justiça de Proteção ao Idoso e à Pessoa com Deficiência (MPRJ, 2005). Até o momento, foram instaladas cinco destas Promotorias na cidade do Rio de Janeiro e há outras sete distribuídas pelo estado do Rio de Janeiro[1]. Implantou, também, o Centro de Apoio Operacional das Promotorias de Proteção ao Idoso e à Pessoa com Deficiência, conforme Resolução nº 1.766/12, que atende aos órgãos de execução com atuação na defesa de interesses difusos, coletivos, individuais homogêneos de relevância social e individuais indisponíveis, em matéria de proteção ao idoso e à pessoa com deficiência (MPRJ, 2012a).

A Defensoria Pública Geral do Estado (RJ) também especializou o atendimento prestado à população com a inauguração do Núcleo Especial de Atendi-

---

[1]Estão situadas em Campos dos Goytacazes, Duque de Caxias, Niterói, Nova Iguaçu, Petrópolis, São Gonçalo e Volta Redonda. Cf. http://seguro.mprj.mp.br/documents/112957/1461863/enderecos_telefones.pdf. Acesso em: 06 de março de 2017.

mento à Pessoa Idosa (NEAPI), que oferece assistência jurídica à população longeva do Rio de Janeiro em situação de vulnerabilidade, na defesa de seus interesses individuais e coletivos (DPGE, 2011). Em 2013, a então gestão executiva estadual criou a Secretaria de Estado de Envelhecimento Saudável e Qualidade de Vida (SEESQV), por meio do Decreto 44.019/13, com o propósito de formular e executar políticas públicas específicas para a população idosa. Na atual gestão, a área foi incorporada à Secretaria de Estado de Direitos Humanos e Políticas para Mulheres e Idosos.

No executivo municipal, em 2009, por meio do Decreto 30.339, foi criada a Secretaria Especial do Envelhecimento Saudável e Qualidade de Vida (SESQV), substituída em 2016 pela Secretaria Municipal de Envelhecimento Ativo, Resiliência e Cuidado, criada pela Lei 6.057, com o propósito de "desenvolver e implementar programas e projetos necessários ao desenvolvimento da qualidade de vida das pessoas em processo de envelhecimento e das pessoas idosas" (CMRJ, 2009). No contexto da segurança pública, foi implantada, em 2007[2], a Delegacia Especial de Atendimento à Pessoa de Terceira Idade (DEAPTI), atualmente situada em Copacabana, que é um bairro com grande número de moradores idosos.

No cenário do Poder Legislativo, há a Comissão de Direitos da Criança, do Adolescente e do Idoso da Assembleia Legislativa do Rio de Janeiro (ALERJ), mas, na Câmara Municipal da Cidade do Rio de Janeiro, dentre as 21 Comissões Permanentes instaladas, nenhuma delas tem o idoso como foco[3]. Levando-se em consideração o Poder Judiciário, o Tribunal de Justiça do Estado do Rio de Janeiro também não criou uma Vara judicial especializada para o atendimento à população, optando por inserir a questão no bojo do cenário da infância e juventude.

PODER JUDICIÁRIO E O ATENDIMENTO À POPULAÇÃO IDOSA

A organização judiciária é regrada pela Lei Estadual 6.956/2015, mas a Legislação nacional também dialoga com o funcionamento do Poder Judiciário, traçando definições e orientações à prestação jurisdicional. A Política Nacional do Idoso, em seu artigo 10, estabelece que cabe ao Poder Judiciário "promover e defender os direitos da pessoa idosa" e "zelar pela aplicação das normas sobre o idoso determinando ações para evitar abusos e lesões a seus direitos" (MPRJ, 2016, p. 22).

O Estatuto do Idoso afirma, em seu artigo 3º, que é dever também do poder público assegurar ao idoso, com absoluta prioridade, a efetivação de seus direitos. E esclarece que tal prioridade compreende, dentre outros elementos, o atendimento preferencial imediato e individualizado junto aos órgãos públicos e privados prestadores de serviços à população. Assim, seu artigo 71 anuncia que "é assegurada prioridade na tramitação dos processos e procedimentos

[2]Cf. http://www.delegacialegal.rj.gov.br/detalhe_foto.asp?id=176. Acesso em: 06 de março de 2017.

[3]Cf. http://www.camara.rj.gov.br/. Acesso em: 06 de março de 2017.

e na execução dos atos e diligências judiciais em que figure como parte ou interveniente pessoa com idade igual ou superior a 60 (sessenta) anos, em qualquer instância" (MPRJ, 2016, p. 24-35).

Neste sentido, o Conselho Nacional de Justiça (CNJ) adotou a Recomendação nº 14, de 06/11/2007, que orienta aos Tribunais de Justiça de todos os estados a adoção de medidas para dar prioridade aos processos e procedimentos em que figure como parte interveniente pessoa com idade superior a 60 anos, em qualquer instância. Trata-se da única orientação que versa sobre a população idosa emanada do referido órgão até o momento.

A materialização da garantia de prioridade para a pessoa idosa e as particularidades existenciais deste público motivaram a reorganização das instituições e de suas práticas. Vários órgãos públicos, bem como a rede particular de serviços, instituíram senhas como expressão de atendimento prioritário, mas também implantaram setores diferenciados para assegurar o atendimento especializado a esta parcela populacional.

A respeito de atendimento especializado, o Estatuto do Idoso, por sua vez, define no artigo 47, como uma de suas linhas de ação, a implementação de "serviços especiais de prevenção e atendimento às vítimas de negligência, maus-tratos, exploração, abuso, crueldade e opressão" (MPRJ, 2016, p. 29). Sobre o acesso ao Poder Judiciário, anuncia, em seu artigo 70, que "o poder público poderá criar Varas especializadas e exclusivas do idoso" (MPRJ, 2016, p. 31). Isto não significa que toda a diversidade de questões que chegam ao Judiciário e envolvem pessoas idosas deveriam ser julgadas em uma única e mesma vara judicial. O critério a ser adotado não pode ser exclusivamente o da idade, mas deve ser conjugado a recortes situacionais decorrentes da matéria a ser apreciada (Alencar, 2008, p. 373).

Assim, a Lei Estadual 6.956/2015 fixou as competências para os Juízos de Direito do Idoso, dentre as quais destacamos: processar, julgar e praticar todos os atos concernentes aos direitos dos idosos em situação de risco, na forma da lei; fiscalizar e orientar instituições, programas, organizações governamentais e não governamentais, bem como quaisquer outras entidades de atendimento ao idoso, com o fim de assegurar-lhes o funcionamento eficiente e coibir irregularidades; conhecer pedidos de registro civil de nascimento tardio de idoso sob sua jurisdição, e regularizar seus registros no curso de procedimentos de sua competência.

A ideia de idoso em situação de risco é balizada pelo teor do artigo 43 do Estatuto do Idoso, que versa sobre a aplicação de medidas protetivas ao idoso que estiver com seus direitos violados por ação ou omissão da sociedade ou do Estado; por falta, omissão ou abuso da família, curador ou entidade de atendimento e em razão de sua condição pessoal. A adequada medida protetiva seria aplicada pela autoridade judiciária para resguardar a proteção integral do idoso (Pinheiro, 2008, p. 307/313).

No que diz respeito à fiscalização das instituições, segundo dados do Ministério Público do Estado do Rio de Janeiro, hoje existiriam um total de 260 (duzentos e sessenta) instituições de longa permanência para idosos, situadas na cidade do Rio de Janeiro (MPRJ, 2015). Entretanto, não houve criação de varas judiciais específicas para a matéria de idoso no Tribunal de Justiça (TJRJ) do Estado do Rio de Janeiro. As questões relacionadas à matéria do idoso em situação de risco foram vinculadas ao cenário infanto-juvenil, cujas varas judiciais passaram a denominar-se Vara da Infância, da Juventude e do Idoso, atualmente em um total de quatro no município do Rio de Janeiro.

Como nem toda demanda oriunda da população idosa relaciona-se a situações de risco, nos termos conceituais definidos pelo Estatuto do Idoso, chega ao Judiciário um rol muito mais amplo de questões que envolvem este público e que estão disseminadas pelas diferentes especialidades de Varas Judiciais que hoje formatam a prestação jurisdicional no Rio de Janeiro. Neste sentido, registramos a existência de uma variedade de ações que podem também envolver pessoas idosas, mas que ultrapassam a competência definida para atuação da VIJI e, portanto, encontram acolhida em outras varas judiciais: pedido de alimentos por idosos, direito à convivência familiar, interdição de idosos cuidados por seus familiares, litígios por atendimento de procedimentos pelos planos privados de saúde, dentre outros.

TRABALHO DOS ASSISTENTES SOCIAIS NAS AÇÕES JUDICIAIS

O assistente social ingressou no cenário do Judiciário Estadual no contexto da década de 1930, quando a profissão também começava a fincar raízes em terras nacionais, no Rio de Janeiro, então capital do Brasil. Trata-se de um período histórico de reconfiguração das condições existenciais da nação, encaminhadas pelo governo de Getúlio Vargas, que inicia seu mandato com uma gestão de bases democráticas, mas que implanta, na sequência, um período ditatorial. Assim, ocorrem mudanças no contexto econômico e político, marcado por investimentos na industrialização, urbanização da cidade, significativo ciclo migratório da população do campo para a cidade, implantação das primeiras leis de proteção ao trabalhador. Tem-se uma redefinição do enfrentamento às requisições do trabalhador, mediante a implantação de outras estratégias para administrar as tensões decorrentes da relação capital-trabalho que não apenas a polícia e as demais medidas coercitivas. É, neste cenário, que emerge a profissão de Serviço Social, com a incorporação de seus profissionais, assistentes sociais, em diferentes áreas e instituições, públicas e privadas (Iamamoto, 1998).

No Judiciário Estadual, os assistentes sociais foram demandados a ofertar seu saber, suas técnicas e estratégias para ofertar subsídios ao labor do juiz, no recém-implantado Juizado da Infância e da Juventude. Na época, o atendimento tinha como público-alvo a chamada infância desvalida e desajustada, descendente das classes populares (Fávero, 1999).

Nestes tempos contemporâneos, a vida fez-se mais complexa e foi atingida pela judicialização das relações sociais e interpessoais. Tal ocorrência fez chegar ao cenário do Judiciário questões inovadoras na trajetória desta instituição secular, mas que refletem os tensionamentos, decorrentes da luta por melhores condições de vida travada por aqueles que vivem do trabalho. As conquistas obtidas, sobretudo nas últimas décadas, têm uma de suas expressões fincadas no aparato normativo inaugurado pela Constituição Federal de 1988 e pela legislação dela decorrente.

Mudanças e inovações legais a respeito dos direitos de crianças, adolescentes, idosos e da família têm fomentado uma cultura de proteção com novo formato, que busca sedimentar tais personagens como sujeitos de direitos; o que também tem contribuído para que a esfera judiciária seja instada a se posicionar a respeito do acesso desta população a seus direitos. Ao mesmo tempo, houve um reconhecimento de que a abordagem multidisciplinar tende a favorecer a construção de uma decisão judicial que reconheça e proteja os direitos de tais sujeitos.

Ao longo de oito décadas, o trabalho do assistente social expandiu-se no bojo da instituição judiciária e passou a ser demandado por diferentes áreas do Direito. Atualmente, atua na área criminal e cível e esta última abarca o denominado Direito da Infância e da Juventude, o Direito de Família e o Direito do Idoso. Sempre com o propósito de oferecer subsídios à decisão judicial, este profissional deve realizar sua intervenção também com observância às normativas profissionais, sobretudo a Lei 8.662/93, que regulamenta o exercício profissional, e o Código de Ética Profissional/93, que orienta para uma intervenção profissional comprometida com a igualdade, com a justiça social, com o acesso da população aos seus direitos.

No que se refere à pessoa idosa, foco deste texto, está envolvida em ações judiciais de diferentes tipos, assim como acontece com quaisquer outras pessoas. No entanto, a depender da natureza de tais ações, o assistente social é demandado pela autoridade judiciária para emitir parecer social que subsidie as decisões e a sentença a ser proferida no processo, sobretudo quando se analisa – na esfera do Judiciário Estadual – as questões a seguir elencadas.

1. **Guarda dos netos:** à princípio, toda criança está sob a guarda e poder familiar de seus genitores, os quais tem o dever de prestar a sua prole a assistência material, moral, educacional e afetiva de que necessita para um qualitativo desenvolvimento infanto-juvenil. Entretanto, em algumas situações, os avós acabam contribuindo ou desejando contribuir com a prestação de assistência aos netos, o que enseja este tipo de processo judicial. Tais ações podem ou não envolver situações de litígios com os pais da criança, bem como envolver situações de alienação parental[4]. Além disso, também substanciam tais processos questões previdenciárias com foco na

[4]Conforme art. 2º da lei 12.318/2010, "Considera-se ato de alienação parental a interferência na formação psicológica da criança ou do adolescente promovida ou induzida por um dos genitores, pelos avós ou pelos que tenham a criança ou adolescente sob a sua autoridade, guarda ou vigilância para que repudie genitor que cause prejuízo ao estabelecimento ou à manutenção de vínculos com este".

proteção e garantia de melhores condições de vida para o infante, ao buscar qualificar o neto como seu dependente.

2. **Tutela dos netos:** são ações decorrentes do falecimento dos pais da criança, quando se faz necessário que alguém assuma a responsabilidade pelo infante de modo a evitar seu abandono e institucionalização.
3. **Alimentos:** nestas ações, o idoso pode oferecer o pagamento de pensão, geralmente, para seus netos ou ser convocado a assumir colaboração na prestação de assistência material aos mesmos. Mas, também, o idoso que necessitar de contribuição para seu próprio sustento pode requerer pensão para si, em face de seus filhos ou de algum outro ente parental.
4. **Curatela:** em ações desta natureza, temos idosos solicitando a curatela de seus filhos e parentes. Ou, o que é mais comum, na condição daquele que está em avaliação para ser curatelado, quando acometidos por doenças que prejudicam sua autonomia e capacidade de discernimento, tais como as doenças demenciais e AVC com sequelas. "
5. **Medida protetiva, com base no Estatuto do Idoso:** são ações que envolvem pessoas idosas com seus direitos violados, geralmente, vítimas de negligencia e das diversas tipificações de violência (física, psicológica, financeira) e busca-se, com tais ações, assegurar a necessária superação desta condição de violação de direitos.
6. **Medida protetiva, com base na Lei Maria da Penha:** são ações que envolvem pessoas idosas, do sexo feminino, que são vítimas de violência doméstica, frequentemente, em decorrência de atos praticados por seus familiares.

CONSIDERAÇÕES FINAIS

O envelhecimento populacional é um fenômeno que já fincou raízes em terras mundiais e nacionais (Camarano, 2004; IBGE, 2015). Motivou a aprovação de diretrizes internacionais, de leis brasileiras e de normativas institucionais que versam especificamente sobre a garantia e proteção dos direitos da população idosa. Apesar disso, não podemos ainda comemorar a implementação de políticas públicas consistentes e eficientes, nem a implantação de uma rede de serviços que assegure atendimento especializado e de qualidade à população idosa.

Esta relevante mudança demográfica ocorrida – no cenário nacional, fluminense e carioca – nas últimas décadas representa muito mais que um dado quantitativo, muito mais que meros números. Trata-se de um fenômeno que impacta o cenário da vida social em suas diferentes dimensões, pois traz novas ocorrências e desafios que ensejam mudanças no aparato normativo e convocam o poder público a reformular seu padrão organizacional e a adotar políticas que atendam às necessidades específicas desta crescente população idosa.

Atendendo à população idosa desde 2005, mediante execução de estudos sociais determinados pela autoridade judiciária no bojo de ações judiciais por meio das quais se busca assegurar os direitos e a proteção integral dos idosos da cidade do Rio de Janeiro, foi-me possível conhecer a história de vida e de violações de direitos deste público longevo. Por vezes, ele tem no Poder Judiciário sua última esperança e oportunidade de acessar serviços, políticas públicas, direitos e proteção para poderem usufruir, nesta etapa da vida, de condições existenciais com alguma dignidade.

REFERÊNCIAS BIBLIOGRÁFICAS

Alencar RARC. Varas Especializadas. In: Estatuto do Idoso Comentado. São Paulo: Servanda; 2008, p.372-373.

Brasil. Lei n. 6956, de 13 de janeiro de 2015. ALERJ: [acesso em: 6 mar. 2017]. Rio de Janeiro, 2015. Disponível em: <http://alerjln1.alerj.rj.gov.br/CONTLEI.NSF/f25571cac4a61011032564fe0052c89c/7954a68a437095b983257dcf00599dda?OpenDocument>.

Brasil. Constituição (1988). Constituição da República Federativa do Brasil de 1988. Brasília, DF: Senado Federal; 1988.

______. Lei nº 10.741, de 01 de outubro de 2003. Dispõe sobre o Estatuto do Idoso e dá outras providências. Palácio do Planalto: Brasília, 2003.

Brasil. Decreto nº 30.339/2009 de 1 de Jan de 2009. Dispões sobre a organização básica do poder executivo municipal.

Brasil. Recomendação nº 14, de 6 de novembro de 2007. CNJ.

Camarano AA, Pasinato MT. O envelhecimento populacional na agenda das políticas públicas. In: IPEA. Os novos idosos brasileiros. Muito além dos 60. [acesso em 21 jan 2017] Rio de Janeiro, 2004. cap.8, p.254/292. Disponível em: <http://www.en.ipea.gov.br/agencia/images/stories/PDFs/livros/Arq_16_Cap_08.pdf>.

______. Lei Municipal nº 6.057/2016, de 29 de março de 2016. Secretaria Municipal de Envelhecimento Ativo, Resiliência e Cuidado.

CNDI/SDH. *Anais da I Conferência Nacional dos Direitos da Pessoa Idosa*: Construindo a Rede Nacional de Proteção e Defesa da Pessoa Idosa (RENADI). Brasília: SDH, 2006. Disponível em: <http://www.sdh.gov.br/sobre/participacao-social/conselho-nacional-dos-direitos-do-Idoso-CNDI/conferencias/1a-conferencia/8-anais-i-_-cndpi-2006>. Acesso em: 21 jan. 2017.

DPGE. Deliberação CS/DPGE nº 77, de 30 de setembro de 2011. Dispõe sobre as atribuições do Núcleo Especial de Atendimento à Pessoa Idosa - NEAPI, criado pela Resolução nº 80, de 25 de setembro de 1997, para adequação à legislação vigente.

Fávero ET. Serviço Social, Práticas Judiciárias, Poder. São Paulo, Ed. Veras; 1999.

Iamamoto MV, Carvalho R. Relações Sociais e Serviço Social no Brasil: esboço de uma interpretação histórico-metodológica. 12.ed. São Paulo: Cortez; (Lima, Peru): CELATS; 1998.

Instituto Brasileiro de Geografia e Estatística [homepage na internet]. Mudança Demográfica no Brasil no início do século XXI. Série Estudos e Análise [acesso em: 21 jan 2017]. Disponível em: <http://biblioteca.ibge.gov.br/visualizacao/livros/liv93322.pdf>.

Ministério Público do Estado do Rio de Janeiro. *Coletânea de Legislação*. Direitos e Garantias das Pessoas Idosas. MPRJ: Rio de Janeiro; 2016.

______. Resolução GPGJ nº 1.284/05, de 8 de março de 2005. Institui o sistema de proteção ao idoso e à pessoa portadora de deficiência no âmbito do Ministerio Público, cria órgãos de execução e dá outras providências. Diário Oficial do Município do Rio de Janeiro 9 março 2005, p.24/25.

______. Resolução GPGJ nº 1.766/12, de 14 de agosto de 2012. Cria o Centro de Apoio Operacional às Promotorias de Justiça de Proteção ao Idoso e à Pessoa com Deficiência. Diário Oficial do Município do Rio de Janeiro 15 agosto 2012.

______. Roteiro de Atuação: o Ministério Público e a fiscalização do serviço de acolhimento institucional de longa permanência para idosos/Ministério Público do Estado do Rio de Janeiro, Centro de Apoio Operacional das Promotorias de Justiça de Proteção ao Idoso e à Pessoa com Deficiência, Grupo de Apoio Técnico Especializado. Rio de Janeiro, 2015.

Pinheiro RCC. Medidas de Proteção. Hipóteses de Aplicação. In: Estatuto do Idoso Comentado. São Paulo: Servanda; 2008, p.307-313.

Atenção na Área da Saúde

Maria Angélica Sanchez

CAPÍTULO 8

INTRODUÇÃO

A prática do serviço social na área da saúde é ampla e pode ser desenvolvida em todos os níveis de atenção. Na atenção primária, a principal atividade concentra-se na viabilização das políticas públicas o estabelecimento de atividades voltadas para o alcance de uma velhice com maior dignidade. É o campo das ações preventivas. Na atenção secundária, o trabalho estará fortemente ligado ao tratamento das doenças crônicas e situações agudas que vão requerer uma intervenção especializada nos casos que apresentem questões sociais que possam interferir no reestabelecimento das condições de saúde. E, na atenção terciária, as ações são muito complexas, visto que o profissional lida com questões que envolvem grande carga de estresse por parte dos familiares, e os idosos, geralmente, estão em condições de maior vulnerabilidade física.

A atenção secundária, cujo capítulo estará focado, é formada por serviços especializados que podem ser desenvolvidos tanto no âmbito ambulatorial quanto hospitalar; os procedimentos utilizados são aqueles de média complexidade e compreendem os serviços especializados para diagnóstico e tratamento. Trata-se de uma ação intermediária entre a atenção primária e secundária (Erdmann *et al.* 2013).

Em uma unidade de saúde, a atenção geralmente está centrada no enfoque médico. O idoso, quando chega a uma unidade ambulatorial de atenção secundária, raramente apresenta uma demanda específica para o serviço social. Estas, geralmente, expressam-se ao longo das avaliações multidisciplinares e exigem do profissional um olhar direcionado a cada questão, levando em consideração a singularidade dos usuários do serviço. É claro que ações coletivas são imprescindíveis no sentido de levar o indivíduo a conscientizar-se do seu protagonismo enquanto sujeito de direitos. Neste sentido, a viabilização do acesso aos equipamentos previstos nas políticas públicas consiste em uma importante atuação com aqueles que ingressam no serviço. No entanto, a ênfase do processo de trabalho do assistente social será nos problemas sociais que podem influenciar no restabelecimento da saúde ou no aparecimento de novas doenças. Na atenção secundária, geralmente, é possível a prática interdisciplinar que garante os diversos olhares e uma parceria para a resolubilidade dos problemas apresentados.

De forma geral, a população idosa chega aos serviços de saúde com um grande número de questões sociais. Algumas possuem grande complexidade e vão exigir o aporte teórico e prático dos outros profissionais que compõem a equipe multidisciplinar; embora, geralmente, os demais profissionais se reportem, com maior frequência, ao assistente social por sua habilidade de lidar com conflitos familiares, dificuldade de adesão ao tratamento por insuficiência de recursos e casos de violência, entre outros.

A prática do serviço social aqui ilustrada se refere a uma unidade ambulatorial geriátrica de uma instituição universitária, que, apesar de no momento estar sofrendo com a grande crise ocasionada pela má administração estadual, vem desempenhando suas atividades, objetivando prestar um atendimento de qualidade aos seus usuários.

INSTRUMENTAL DO SERVIÇO SOCIAL

Para desenvolver suas ações, o profissional utiliza-se tanto da abordagem individual, que engloba as entrevistas, os atendimentos sequenciais e as reuniões com familiares, quanto da abordagem grupal, feita por meio das atividades de sala de espera e orientação a cuidadores.

Entrevista

Nas ações individuais, a entrevista é o instrumental mais utilizado pelo assistente social, tendo como objetivo colher dados para conhecer a demanda do usuário com a finalidade, desta forma, de avaliar as condições sociais que podem interferir na recuperação da saúde. Ao realizar a entrevista, o profissional abre a escuta sobre a dinâmica familiar e a base de suporte do usuário em avaliação. Uma entrevista bem elaborada poderá contribuir sobremaneira com a elaboração do plano de cuidados, deixando claro para os demais componentes da equipe as condições de bem-estar do usuário, pontuando quais ações produzirão efeitos positivos ou negativos no cuidado (Sanchez & Mota, 2009).

O momento dessa entrevista será fundamental para observar a inadequação dos arranjos sociais e recursos, se há riscos para viver sozinho, se há indícios de isolamento social, se há uma condição social que esteja impedindo a recuperação da saúde, se há alguma situação que configure maus-tratos. Nesta conversa, é importante, também, tentar identificar quais as preferências e valores deste usuário que ingressa no serviço e, na medida do possível, sempre avaliar o acompanhante para identificar se está sobrecarregado em decorrência do cuidado.

O protocolo de avaliação pode variar conforme os objetivos do usuário, bem como os do profissional. Contudo, sugere-se que o protocolo contenha informações relevantes sobre a composição da rede social, a qualidade do suporte social, as possibilidades e limites dos recursos sociais e quais as situações de risco social ou geradores de estresse. O Quadro 8-1 resume algumas dimensões sociais e condições a serem avaliadas em uma entrevista e o Quadro 8-2 detalha como avaliar as condições de risco social.

Quadro 8-1. Dimensões Sociais e Condições a Serem Avaliadas em uma Entrevista

Dimensões	Itens	Condições avaliadas
Rede social	• Características estruturais da rede social pessoal • Características das relações extra rede pessoal	• Vive só ou acompanhado • Número de pessoas que compõem a rede • Periodicidade da convivência entre os membros • Disponibilidade de convivência • Vizinhos • Amigos • Participação em grupos sociais ou religiosos
Recursos	• Aspectos econômicos • Aspectos habitacionais	• Conta com benefícios previdenciários • É chefe de família • Não possui renda • Ainda trabalha • Moradia própria • Saneamento básico • Acesso
Risco social	• Situações recentes	• Morte de pessoa próxima • Mudança de casa • Perda financeira • Separação na família • Cuidador de familiar dependente • Familiares próximos que fazem uso de álcool ou drogas

Fonte: Sanchez, 2018.

Quadro 8-2. Avaliação das Situações de Risco Social em uma Entrevista

Situações de risco social	Avaliação
Morte de pessoa próxima	Indagar se houve falecimento recente de alguma pessoa importante para o idoso. Situações de luto podem ser trabalhadas junto a outros profissionais da equipe
Mudança de casa	Buscar saber se houve mudança de casa por algum motivo que foi contra a vontade do idoso. Idosos, geralmente, sofrem ao ter que deixar espaços que construíram ou que viveram a maior parte da vida
Separação conjugal	Indagar sobre separação de pessoas importantes na vida do idoso. Pais, geralmente, tendem a sofrer com o rompimento das relações de seus filhos, avós da mesma forma. Além disso, uma separação pode significar um retorno à casa, ocasionando uma condição de dependência

(Continua)

Quadro 8-2. Avaliação das Situações de Risco Social em uma Entrevista *(Continuação)*

Situações de risco social	Avaliação
Perdas financeiras	Identificar se houve perdas financeiras importantes que possam estar causando problemas na vida do idoso. Caso tenha acontecido, indagar o tipo de perda. Não muito raro, idosos têm seus bens subtraídos por familiares
Cuidador de pessoa dependente	Identificar se cuida de pessoa doente ou em condição que cause sobrecarga e estresse
Uso abusivo de álcool ou de drogas	Identificar se existe algum familiar que faz uso de álcool ou de drogas, gerando situações de risco ou de estresse para o idoso, ou se tal situação gera ônus financeiro ou emocional

Fonte: Sanchez, 2018.

Intervenção

Uma avaliação social bem detalhada fornece um nítido retrato da situação dos idosos. Após a entrevista é possível identificar se há alguém perpetrando violência, se o cuidador não possui habilidade ou condições para exercer determinada tarefa e se há inadequação de recursos de qualquer natureza.

Ao identificar fragilidade no apoio e na rede de suporte social, o profissional deve:

- Discutir com o idoso sobre a fragilidade do suporte.
- Identificar as condições de autonomia e independência.
- Entrar em contato com os demais membros da rede de suporte.
- Organizar reunião com familiares.
- Buscar alternativas que possam melhorar o suporte.
- Buscar a parceria do Centro de Referência de Assistência Social (CRAS).

Na ausência de uma rede familiar, o profissional deve:

- Identificar outras pessoas da rede pessoal, como amigos, vizinhos ou integrantes de seu grupo religioso, ou buscar alternativas que possam propiciar ao idoso maior bem-estar.

Na inexistência de qualquer possibilidade de suporte, o profissional deve:

- Identificar outras pessoas da rede pessoal.
- Articular-se com Instituições de Longa Permanência, conforme os critérios de elegibilidade.
- Acionar o Ministério Público para as medidas cabíveis.

Outros Instrumentos que Podem Contribuir para a Intervenção Adequada

Na dependência da complexidade da situação apresentada pelo idoso, o profissional lança mão de outras ferramentas que poderão auxiliar no diálogo para maior entendimento daquilo que é expressado pelo idoso; porém, de forma velada e não alcançado em uma conversa não estruturada.

Um dos instrumentos muito utilizados internacionalmente, seja pelo serviço social ou pela enfermagem e psicologia, é o APGAR da família, que não possui qualquer relação com o APGAR da criança. Trata-se de uma sigla na língua inglesa: *Adaptation* (Adaptação), *Partnership* (Companheirismo), *Growth* (Desenvolvimento), *Affection* (Afetividade) e *Resolve* (Capacidade resolutiva). Um questionário estruturado para avaliar o nível de satisfação subjetiva com o cuidado recebido de algum membro familiar (Vera *et al.*, 2014).

Avaliar a qualidade das relações é tão importante quanto identificar a existência de uma rede de suporte. Estruturas harmônicas colaboram com um envelhecimento digno e com considerada qualidade. Igualmente importante, no conjunto das avaliações, é o olhar direcionado para a pessoa que cuida de um idoso dependente. Esta geralmente é uma forte parceira, aliada à equipe, para garantir a adequada adesão ao tratamento, mas pode ser também um indivíduo com questões complexas capazes de interferir de forma negativa na vida do idoso. Portanto, uma avaliação adequada do familiar responsável pelo cuidado é recomendada nos protocolos do serviço social na atenção gerontológica.

A *Burden Interview* (BI), mundialmente conhecida como escala de Zarit, é um excelente questionário – validado no Brasil por Scazufca (2002) – capaz de fornecer ao profissional valiosas impressões acerca da sobrecarga em decorrência do cuidado, uma vez que cuidadores com altos níveis de sobrecarga muitas vezes adoecem. Trata-se de uma ferramenta composta por 22 itens para serem respondidos pelo cuidador principal.

A Constituição brasileira é emblemática quando se refere à atribuição do amparo a idosos em seu artigo 230. Não obstante, a Legislação que chama a família a fazer parte do processo de cuidado, torna mister repensar as condições em que esta se encontra para assumir tal cuidado. Grande parte dos cuidadores não possui habilidades, nem tampouco estrutura emocional, para assumir a tarefa de cuidar. Ademais, no país, não existe uma política do cuidado que possa contemplar tanto aqueles que cuidam quanto aqueles que necessitam de cuidado. Quando o profissional identifica um indivíduo sobrecarregado, é necessário encaminhá-lo para grupos de suporte e orientação. Além disso, uma reunião familiar para identificar outros possíveis cuidadores é uma importante estratégia.

Ainda com foco no responsável pelo cuidado, é fundamental estar atento às situações que podem gerar atos violentos. A violência contra a pessoa idosa cresce vertiginosamente. Muitas vezes, apresenta-se velada, e esta invisibilidade pode ser nociva. Estar atento àquilo que é expressado pelo idoso durante a entrevista, bem como ter clareza dos sinais que podem alertar para esta condição, é papel preponderante do profissional de serviço social.

Esta situação é um dos maiores problemas "(in)visíveis aos olhos da sociedade. Apesar de se tratar de um fenômeno mundial, dissemina-se nas mais variadas formas e acaba não se assumindo como um sério problema de saúde pública que é capaz de produzir efeitos deletérios no ser humano (Sanchez & Frias, 2015). Contudo, apesar da relevância do tema, caminha-se lentamente para a resolubilidade da questão. A viabilização das políticas públicas e o enfrentamento da situação, com rigor e seriedade, constitui um dos maiores desafios nos dias atuais.

Tal situação é de tamanha relevância que abaixo serão apresentadas suas tipologias e consequências. No Quadro 8-3, são apresentados os tipos de violência e sua definição de acordo com a Política Nacional de Redução da Morbimortalidade por Acidentes e Violências (PNRMAV) (Ministério da Saúde, 2001), bem como as consequências produzidas por atos violentos.

Quadro 8-3. Tipos de Violência e Definição Segundo a Política Nacional de Redução da Morbimortalidade por Acidentes e Violências (PNRMAV) e Consequências

Tipologia	Definição	Consequências
Abandono	Ausência ou deserção por parte dos responsáveis, governamentais, institucionais ou familiares, em prestaram os cuidados necessários	• Antecipação da imobilidade • Aniquilamento da personalidade • Adoecimento e morte
Abuso físico	Uso de força que pode produzir uma lesão, ferida, dor ou incapacidade	Lesões e traumas que podem levar à internação ou morte
Abuso psicológico	Agressões verbais ou gestuais com o objetivo de aterrorizar, rejeitar, humilhar, restringir a liberdade ou isolar do convívio social	Processos depressivos e autodestrutivos que podem levar à ideação, tentativa ou ao suicídio
Abuso Sexual	Ato ou jogo sexual, em relação hetero ou homossexual, que visa a estimular a vítima ou utilizá-la para obter excitação sexual e práticas eróticas	• Culpa • Baixa autoestima • Ideação suicida
Abuso financeiro	Exploração imprópria ou ilegal e/ou uso não consentido de recursos financeiros	• Perda de bens patrimoniais • Endividamento • Dificuldades financeiras
Autonegligência	Conduta que ameaça a própria saúde ou segurança, com a recusa ou o fracasso de prover a si mesmo um cuidado apropriado	• Autodestruição • Processo de desvalorização
Negligência	Recusa, omissão ou fracasso por parte do responsável no cuidado com a vítima	Condução à morte lenta

Um dos instrumentos que pode ser utilizado para avaliar a prática de atos violentos é o *Caregiver Abuse Screen* (CASE). Trata-se de um instrumento que tem por objetivo rastrear a violência interpessoal. Ele serve como um roteiro estruturado para conhecer o comportamento da pessoa que se apresenta como a responsável pelo cuidado.

Nos casos de identificação de perpetração da violência, várias ações devem ser executadas pelo assistente social. Inicialmente, o profissional deve organizar uma reunião com os familiares de modo a compreender as circunstâncias dos atos violentos, esclarecendo sobre os direitos da pessoa idosa e utilizando-se do arcabouço legal de proteção a este segmento etário. Além disso, buscar parcerias com os Centros de Referência em Assistência Social (CRAS) no sentido de trabalharem o fortalecimento de vínculos, e com os Centros Especializados de Assistência Social (CREAS), nos casos em o idoso esteja exposto à situação de risco, são estratégias fundamentais em casos desta natureza.

Feito isso, é importante que o profissional tenha clareza da sua responsabilidade em notificar o ato violento à vigilância epidemiológica, ressaltando-se que esta ação não está relacionada à denúncia. Trata-se apenas de um trâmite legal para mapear a violência e alimentar o Sistema de Informação de Agravos de Notificação (SINAN), permitindo o fornecimento de dados importantes para a formulação de políticas públicas.

A denúncia é uma via final e deve sempre ser discutida com o idoso que sofreu a violência, desde que ele esteja com sua capacidade cognitiva preservada. Isto porque existem muitas lacunas a serem preenchidas neste campo. A começar pela retaguarda de proteção aos idosos que têm seus direitos violados, e ampliando a atenção para os perpetradores de violência, que, em muitos casos, são indivíduos adoecidos que necessitam de intervenção, como, por exemplo, os dependentes químicos.

Todos os instrumentos auxiliares podem ser aplicados por qualquer categoria profissional. O Serviço Social beneficia-se dos mesmos quando os utiliza para complementar a sua avaliação. É importante ressaltar que tais instrumentos não substituem os pressupostos que balizam a avaliação/intervenção do profissional. Porém, eles servem para ampliar o olhar da equipe e embasar a discussão interdisciplinar. Os instrumentos aqui citados, bem como suas instruções de aplicação, podem ser acessados em: www.geronlab.com.

CONSIDERAÇÕES FINAIS

Nos serviços de atenção geriátrica é muito comum que a equipe se depare com uma gama de problemas sociais importantes que podem exercer influência no pleno reestabelecimento da saúde do idoso ou que sejam geradoras de outras condições que afetem o estado físico, emocional e financeiro entre outros.

Em todo trabalho que se destine ao exercício de uma prática interdisciplinar, cabe a todos os profissionais da equipe um entendimento sobre a dinâmica das relações sociais, atividades sociais, ambiente social e recursos, apoio social, bem como as principais características dos cuidadores. Obviamente, guardando sigilo das situações que caibam somente ao assistente social.

O momento da avaliação social se constitui numa ação desveladora de situações que necessitam de um aporte do profissional especializado nas questões que perpassam o processo de envelhecimento. Através do acompanhamento das demandas que emergem na entrevista, é possível gerenciar o planejamento das intervenções propostas, analisando o equilíbrio entre as possibilidades e limites tanto do idoso, usuário dos serviços, quanto daqueles que são responsáveis pelo suporte e cuidado. Ademais, trata-se de importante momento para se viabilizar o acesso às políticas públicas destinadas a este segmento etário, estimulando maior participação social para o exercício de seus direitos.

REFERÊNCIAS BIBLIOGRÁFICAS

Ministério da Saúde. Portaria MS/GM N°737, de 16 de maio de 2001. Política Nacional de Redução da Morbimortalidade por Acidentes e Violências: Diário Oficial da União 18 maio 2001; N°96 Seção 1e.

Erdmann AL, Andrade SR, Mello ALSF, Drago LC. A atenção secundária em saúde: melhores práticas na rede de serviços. *Revista Latino-americana de Enfermagem*; 2013.

Sanchez MAS, Frias SR. Violência contra a pessoa idosa. In: Kitner D, Jaluul O. (Orgs.). *Programa de Atualização em Geriatria e Gerontologia*. Porto Alegre: Artmed Panamericana; 2015, v.3, p.9-54.

Sanchez MAS, Mota GMS. A entrevista social no processo de avaliação geriátrica ampla. *Revista Brasileira de Geriatria e Gerontologia* 2009;12(1):25-33.

Sanchez, MAS. Avaliação Social. In: Rotinas hospitalares – Hospital Universitário Pedro Ernesto; vol. VII, pt.1. Coordenadores: Roberto Alves Lourenço, Carlos Montes Paixão Junior, Maria Angélica dos Santos Sanchez; Editor: Roberto A. Lourenço. – Rio de Janeiro: Triunfal, 2018. 290 p.

Scazufca M. Brazilian version of the Burden Interview scale for the assessment of burden of care in carers of people with mental illnesses. *Revista Brasileira de Psiquiatria* 2002;24(1):12-7.

Vera I, Lucchese R, Munari DB, Nakatani AYK. Índex APGAR de Família na avaliação de relações familiares do idoso: revisão integrativa. *Revista Eletrônica de Enfermagem* 2014 Jan/Mar;16(1):199-210.

Índice Remissivo

Entradas acompanhadas por um *q* itálico indicam quadros.

Q

S

V